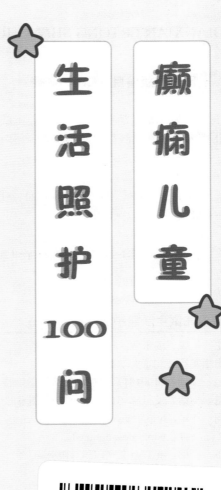

癫痫儿童生活照护100问

主 编 姜玉武

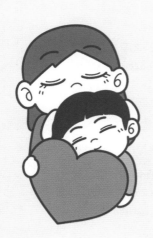

U0256790

北京大学医学出版社

DIANXIAN ERTONG SHENGHUO ZHAOHU 100 WEN

图书在版编目（CIP）数据

癫痫儿童生活照护 100 问 / 姜玉武主编 . —北京：
北京大学医学出版社，2024.7
ISBN 978-7-5659-3046-1

Ⅰ . ①癫… Ⅱ . ①姜… Ⅲ . ①小儿疾病－癫痫－护理
－问题解答 Ⅳ . ① R473.74-44

中国国家版本馆 CIP 数据核字（2023）第 228520 号

癫痫儿童生活照护 100 问

主　　编：姜玉武
出版发行：北京大学医学出版社
地　　址：（100191）北京市海淀区学院路 38 号　北京大学医学部院内
电　　话：发行部 010-82802230；图书邮购 010-82802495
网　　址：http://www.pumpress.com.cn
E-mail：booksale@bjmu.edu.cn
印　　刷：北京金康利印刷有限公司
经　　销：新华书店
策划编辑：韩忠刚
责任编辑：刘陶陶　　责任校对：靳新强　　责任印制：李　啸
开　　本：880 mm×1230 mm　1/32　印张：4.75　字数：106 千字
版　　次：2024 年 3 月第 1 版　2024 年 7 月第 2 次印刷
书　　号：ISBN 978-7-5659-3046-1
定　　价：35.00 元

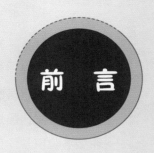

前　言

　　一直以来我都希望写一本供家长们阅读的书。因为作为医生，我希望患者能够得到最好的照护和最佳的治疗效果。但是对于儿童患者来讲，如果没有父母和家庭的理解和支持，就很难达到这个目标。因此，为了帮助家长们更好地照护癫痫儿童，我和各位同仁一起努力完成了此书。

　　孩子得了癫痫，确实是不幸的，但是很多时候影响孩子最终生活质量的并不都是疾病本身。家长对疾病的误解、不切实际的治疗目标和要求、对孩子过多的限制、只注重癫痫发作而忽视疾病对孩子身心的全面影响，都会使癫痫的治疗效果大打折扣，甚至会在不经意间伤害到孩子，最终降低了孩子的生活质量。因此，我们亟须让家长们正确了解到癫痫相关知识，以及应对癫痫的正确态度和策略，从而让家长们能够和医护人员更好地合作，一起联手照护好咱们的癫痫儿童。此书从癫痫的基本概念、癫痫的诊断和治疗、癫痫发作的紧急处理与安全防护、学校生活、家庭生活、不同年龄段癫痫儿童的特殊注意事项、就医及疾病管理等方面，对家长和孩子们面对癫痫可能遇到的问题及应对方法进行回答和解释，希望能够为应对癫痫提供帮助。

　　因为癫痫是一种慢性病，需要长程照护，所以需要各个方面加强协作，包括医护、家长及家庭、老师及学校共同努力。我们希望本书能够让照护癫痫患儿的相关人员更深入地理解癫痫疾病，对合理地照护癫痫孩子们有所裨益。

科普书籍一般比专业书籍更难写，因为它既要富有科学性，又要通俗易懂。虽然所有编者都是临床一线的医生，也都努力想写好这本科普书，但是由于水平有限，错漏之处在所难免。所以，我们希望各位医护同仁、家长朋友们能够不吝赐教，给予指导，帮助我们把这本书完善得更好，最终能够更好地帮到咱们的癫痫孩子们！

癫痫治疗及癫痫儿童照护的目标只有一个，那就是让孩子们都能达到他们生物学基础所能达到的最好水平，能够有尊严和快乐地生活和成长！让我们携起手来，为他们撑起一片蓝天！祝所有的癫痫孩子们都能早日康复、梦想成真！

衷心感谢所有为这本书做出贡献和给予帮助的朋友们！

姜玉武

2024.1

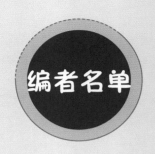

编者名单

主　编：姜玉武

副主编：季涛云　张月华　吴　晔

编　者：（按姓名汉语拼音排序）

常旭婷　陈　奕　董　慧　范燕彬　龚　潘　刘娜娜

马嘉翼　王　浩　魏翠洁　武　元　相隗文殊

谢　涵　延会芳　杨海坡　杨小玲　杨　莹　张　涵

张　捷　张美姣　章清萍

目　录

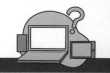

第一篇

认识癫痫

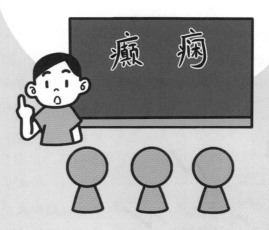

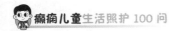
◎1 什么是癫痫和癫痫发作？

癫痫是一种由不同原因引起的以反复癫痫发作为主要特征的慢性脑疾病。一般情况下，出现 2 次 [发作间隔至少 24 小时（h）] 非诱发性癫痫发作，即可诊断为癫痫。癫痫具有反复发作的特点。患者在发作期可有意识改变、口唇青紫、流口水、肢体僵硬伴抖动或抽动、感觉异常等。在发作间期，患者可以和正常人没有区别。此外，部分癫痫患者会共患发育迟缓 / 智力障碍、注意缺陷多动障碍等其他疾病，这些疾病对患者的日常生活、工作造成不利影响。

癫痫发作是指一过性突然出现的由于大脑神经元异常放电所致的脑功能障碍及异常行为。癫痫发作可以是惊厥发作（由肌肉不自主地强烈收缩引起的发作），如全面强直 - 阵挛发作，表现为双侧肢体僵硬伴节律性抽动；癫痫发作也可以是非惊厥发作，如失神发作，表现为双眼凝视、反应减慢、动作停止。不仅癫痫病可以出

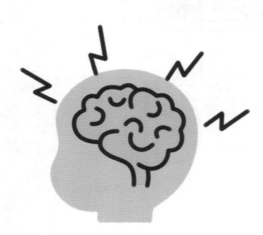

现癫痫发作，一些急性脑病，比如脑炎、中毒性脑病、代谢性脑病、脑外伤，在急性期也可以出现癫痫发作，但这些情况不能被诊断为癫痫。如果这些急性病已经过了恢复期仍然有癫痫发作，才能考虑继发

了癫痫。

　　值得注意的是，癫痫与癫痫发作的区别在于：癫痫是一种疾病，而癫痫发作是一个症状。

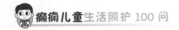

Q2 癫痫发作有哪些表现？包括哪些类型？

癫痫发作是由大脑神经元异常放电引起的一过性脑功能障碍，具有突发突止、反复出现、形式刻板、经常有发作后状态（疲乏、

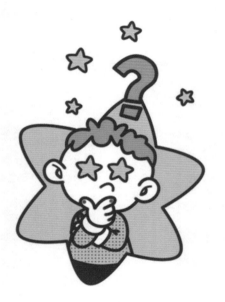

困倦等）的特点。因此，只要是反复出现一过性的脑功能障碍表现（如全身或局部抽搐、意识障碍、精神 / 行为异常），就有可能是癫痫发作。不同大脑区域神经元异常放电可引起不同的行为改变。因此，患者的癫痫发作症状也可以各式各样。例如，大脑枕叶起源的癫痫患者常会有眼前闪光或看到亮点的感觉、发作性眼前一黑（黑矇），也可有头痛、呕吐、腹部不适表现，部分患者还会有视幻觉。再如，大脑颞叶起源的癫痫患者多数有发作先兆，表现为腹部不适、腹部有气上升感、恐惧感、似曾相识感等，之后出现癫痫发作。癫痫发作类型多样，可分为全面强直 - 阵挛发作、失神发作、痉挛发作、肌阵挛发作、失张力发作及局灶性发作等。

03 什么是癫痫综合征？

癫痫综合征是一组具有相近的特定临床表现和电生理改变的癫痫（即脑电 - 临床综合征）。某一类癫痫综合征的患者在发病年龄、癫痫发作类型、脑电图特点、发育情况、治疗反应及预后等方面具有相似性。因此，在临床诊疗过程中，对于诊断了某一类癫痫综合征的患者，常推荐按照癫痫综合征来选择治疗药物或治疗手段。如婴儿癫痫性痉挛综合征（婴儿痉挛症）患者，2岁以内起病，发作形式需有痉挛发作，常伴发育迟缓，发作间期脑电图为高度失律图形，预后差。在婴儿癫痫性痉挛综合征（婴儿痉挛症）的治疗方面，首选病因治疗，在无针对性的病因治疗情况下，推荐选择促肾上腺皮质激素、氨己烯酸治疗来控制癫痫发作。

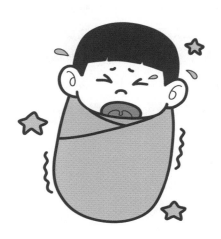

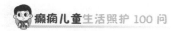
04 癫痫有哪些病因？

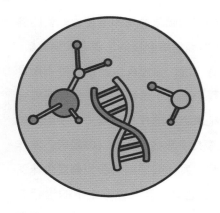

癫痫可由不同原因引起，但是确实有部分癫痫患者找不到明确的病因。目前癫痫的病因分为六大类：遗传性、结构性、代谢性、免疫性、感染性及病因未明。①遗传性病因，包括单基因变异所致的癫痫，如婴儿严重肌阵挛癫痫（Dravet syndrome，德拉韦综合征），由 *SCN1A* 基因变异所致；染色体病，如 21- 三体综合征。②结构性病因，包括先天性脑发育异常，如局灶性皮质发育不良、多小脑回畸形，以及后天获得性脑结构异常，如脑炎后遗病变、围产期脑损伤。③代谢性病因，主要指遗传代谢病，如甲基丙二酸尿症。④免疫性病因，如拉斯马森综合征（Rasmussen syndrome）。⑤感染性病因，主要指慢性感染，如亚急性硬化性全脑炎。⑥病因未明。

05 癫痫发作有哪些诱因？可以预防吗？

癫痫患者或者儿童癫痫患者的家长经常会问癫痫发作是否存在诱因，是否可以通过避免诱因来完全控制癫痫发作。第一，根据目前研究得知，能够增加癫痫发作风险的肯定诱因只有饮酒和剥夺睡眠；有些诱因，比如视觉刺激、过度换气，只对某些癫痫患者的发作是明确的诱因，例如对于一些特发性全面性癫痫的发作，视觉刺激是眼睑肌阵挛失神发作的诱因，过度换气是失神发作的诱因。对于大多数患者来讲，癫痫发作并没有明确的诱因。家长认为的吃羊肉、巧克力、酸辣食物，以及看电视、看手机等各种情况，其实并没有足够的科学依据证明能增加癫痫发作的风险。第二，有些家长对于癫痫药物治疗过度恐惧，想仅仅通过控制诱因来完全控制发作，其实这种方式只对于极少数有明确特定诱因的患者有效。所以，对于控制诱因减少发作需要有一个科学的态度，既不能完全放纵孩子，也不能过度限制孩子，对于绝大多数癫痫患儿来讲，只要能拥有像正常优秀孩子一样的规律生活就可以，因为普通孩子本来

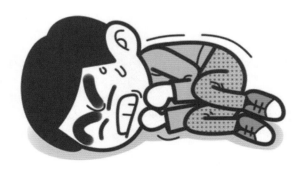

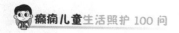

就不应该饮酒、喝咖啡、喝浓茶，也不应该睡眠不足，不应该长时间看手机、看电视。对于明确有特定诱因的孩子，注意避免这种特定诱因就可以了。最重要的观点是治疗癫痫的最终目标是让孩子正常生活，无发作只是达到正常生活的一个手段，而不是目的。过度限制他们，只会影响正常学习和生活，最终影响他们的生活质量。这些孩子更渴望拥有和正常孩子一样的生活和学习状态！

Q6 癫痫的病因与癫痫发作的诱因有什么区别?

癫痫的病因与癫痫发作的诱因两者完全不同。癫痫的病因是指导致癫痫产生的原因，是根源，如大脑结构发育异常、基因突变；而癫痫发作的诱因是指容易促发癫痫发作的特定环境和事件，如饮酒、熬夜劳累导致癫痫发作增加。

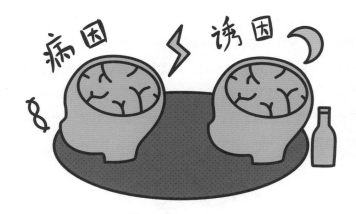

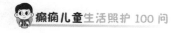
Q7 癫痫会遗传吗？

　　并不是所有癫痫都会遗传，例如外伤性或者脑炎后癫痫就不会遗传给下一代。但是对于没有明确已知获得性病因（如外伤、脑炎、脑血管病）的患者，医生都应该进行仔细评估以确定是否为遗传性癫痫。遗传性癫痫患者有可能将癫痫遗传给孩子，但也可能不会，具体发生的概率取决于遗传性癫痫的类型。对于携带常染色体显性遗传的致病性基因变异的癫痫患者，若与正常人结婚生育，所生孩子有 50% 的概率为癫痫患者，50% 的概率不受影响，且患病与否和性别无关。对于携带两个常染色体隐性遗传的致病性基因变异的癫痫患者，如果与正常人结婚，生育的孩子均为无症状携带者（即携带 1 个致病性基因变异但不发病）。对于携带 X 连锁隐性遗传的致病性基因变异的癫痫患者，此类男性患者与正常人结婚生育，所生女孩均为无症状携带者，所生男孩均不会受到影响；此类女性患者与正常人结婚生育，所生男孩均为癫痫患者，所生女孩均为无症状携带者。

◎8 癫痫发作会导致死亡吗？

癫痫发作一般不会导致死亡，但是严重的、长时间的癫痫发作（癫痫持续状态），如全面性强直–阵挛发作持续时间大于 30 分钟（min）可以导致患者脑损伤，如果持续时间过长存在死亡风险。目前认为，癫痫发作持续时间越长，大脑皮质、海马、小脑、丘脑等各区域脑组织缺氧的程度越重，随着缺氧缺血性脑损伤时间逐渐延长，有可能导致多器官功能衰竭，甚至最终导致死亡。然而，这种情况发生率很低，许多患者是因突然的癫痫发作出现意外伤害（如车祸、坠落），而最终导致死亡的。此外，癫痫患者还会出现癫痫猝死（SUDEP）。癫痫猝死是指无其他疾病的癫痫患者在 1 次癫痫发作后 24 小时内突然死亡，死亡不是由于合并症、意外伤害和癫痫持续状态导致的。一般癫痫很少出现 SUDEP，但是有些癫痫类型，如婴儿严重肌阵挛癫痫（Dravet syndrome，德拉韦综合征）等遗传性癫痫、需多药治疗的药物难治性癫痫等相对发生较多。据推测，目前癫痫猝死的原因是癫痫发作同期出现了致死性心律失常。

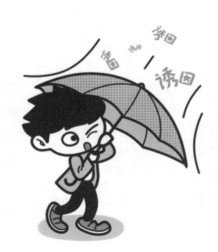

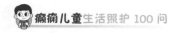

ⓞⓞ 癫痫可能会出现哪些共患病？

癫痫患儿除了癫痫以外，还可能同时患有注意缺陷多动障碍（ADHD，多动症）、孤独症谱系障碍（孤独症）、发育迟缓 / 智力障碍等疾病。有些情况下，尤其是一些年龄自限性癫痫（所谓的"良性"癫痫），例如儿童良性癫痫伴中央颞区棘波（BECT）或者儿童失神癫痫，其共患 ADHD 的比例可以超过 30%。ADHD 对患儿学习、生活的影响远大于癫痫发作本身，因此要重视对于 ADHD 的治疗，从而让患儿能更好地学习、生活和成长。建议对确诊癫痫的患儿，要常规进行共患病评估，包括在长期治疗过程中定期反复评价，以早期发现、早期治疗。如果确诊 ADHD，可以进行药物治疗和（或）行为干预。对于 6 岁以上的学龄儿童首选药物治疗，辅以行为干预治疗。如果患儿出现智力、语言发育落后，刻板动作，无眼神交流等表现，可以到儿童神经专科进行发育评估和康复训练。此外，癫痫患儿还有可能出现抑郁、焦虑、睡眠障碍等，家长应注意观察患儿的精神状态、睡眠情况，及时反馈给主诊医师，以获得相应的诊治处理，必要时带患儿到相应的专科进一步诊治。

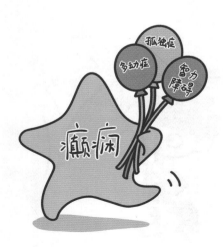

Q10 癫痫能治好吗？

　　约 70% 的癫痫患儿结局良好，即应用抗癫痫发作药治疗后癫痫发作易控制，其中大多数患儿可以最终停用药物。约 30% 的癫痫患儿为药物难治性，结局相对较差，可能尝试多种治疗方法后癫痫发作仍无法控制或者发作控制后不能停药。决定癫痫患儿结局的最关键因素是癫痫的病因。若癫痫患儿能早期发现病因，并采取对因治疗措施，往往可以获得较好的结局。

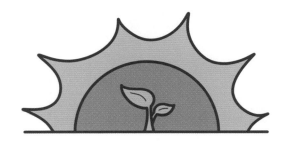

第二篇

癫痫的诊断和治疗

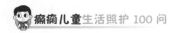

011 医生是怎么诊断癫痫的？

癫痫发作通常是突发突止、反复出现、形式刻板的发作性症状，并且多数伴有明显的肌肉运动症状，例如肢体僵硬、抽搐，俗称抽风。癫痫的诊断主要是通过发作期症状及脑电图特点来进行判断。首先，需要明确发作性症状是否为癫痫发作，这需要结合患儿发作期的临床症状是否符合癫痫发作特点进行判断，其次，可以通过脑电图检查辅助判断，如果在进行脑电图检查期间出现了发作性症状，就可以通过同期脑电图改变判断其发作性症状是否为癫痫发作。但是，并不是所有患儿都能在做脑电图期间出现发作性症状，发作间期的脑电图癫痫性异常也具有重要诊断价值，包括对于癫痫发作和癫痫综合征的分类诊断都有重要价值。需要特别提醒的是，发作间期脑电图正常不能排除癫痫，同时仅仅只有脑电图异常也不能诊断癫痫，因为正常儿童也可以存在脑电图癫痫性放电。

另外，还要注意不能混淆癫痫发作和癫痫，很多急性脑功能障碍性疾病，比如脑炎，在疾病急性期可以出现癫痫发作，但是并不是将来一定会出现癫痫这样一种慢性脑功能障碍疾病。因此，对于

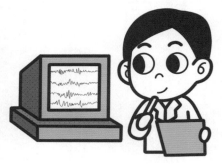

急性脑病出现癫痫发作的患儿应该在儿科神经或癫痫专业医生处进行长期随访评估，以确定是否存在癫痫，是否需要按照癫痫进行长期的抗癫痫发作药物治疗。

Q12 癫痫发作时，家长应如何应对？如何提供病史？

　　孩子生病时每一位家长都会产生焦虑和恐慌的心情，希望自己的孩子尽快康复，这是人之常情。但是患儿发作时，家长应尽量保持冷静，观察并记录发作，正确提供病史。这些对于医生尽早确定病情并做出及时有效的诊治尤为重要。

　　首先，保持冷静，正确认识发作。大多数癫痫发作持续时间短，约90%发作可自发缓解，持续时间小于5分钟；单次短时间发作也不会对孩子造成明确脑损伤。一旦出现发作，家长应将患儿放置于安全区域，如大床上，甚至平地上（周围不应有易倒的家具等），或者将婴幼儿抱在怀里，头偏向一侧，保持呼吸道通畅。没有必要按掐人中、虎口，这些操作并没有证据表明能缩短发作时间，而且不恰当的按掐会给患儿带来伤害；不能往口中塞东西及强行撬开孩子紧闭的牙关，这样会造成窒息或者牙齿掉落等；若癫痫发作超过5分钟，应尽快就医。

　　其次，认真观察，做好详细记录。耐心观察，尤其注意眼睛和面部表情、肢体姿势及抽搐的情况（包括肢体抽搐的侧别，以及头、眼向哪一侧偏转等）、发作时意识状态（可以呼唤孩子或者提简单问题，观察孩子的反应）。条件允许时可以拍摄视频记录发作，拍摄时应开灯，尽可能先拍摄全身情况，然后逐渐推近至局部抽搐部位。拍摄需要在保护孩子的前提下进行。发作后一定要及时记录

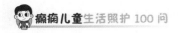

上述发作形式的详细情况，以及发作持续时间、发作频率、有无先兆、诱因、发作后状态等。

就诊时一定要携带这些发作记录资料，提供给医生作为参考。

Q13 若怀疑癫痫需要做哪些检查？

怀疑癫痫的孩子需要做如下检查：①脑电图检查，是协助癫痫疾病诊断和治疗的主要方法之一。脑电图有助于鉴别癫痫发作和非癫痫发作，明确发作类型，也可有利于癫痫病灶的定位。常见的脑电图检查方法包括视频脑电图和动态脑电图，有条件者首选视频脑电图。无论行哪类脑电图检查，均应至少包括一个清醒－睡眠－觉醒周期的脑电图监测。②头颅影像学检查，有助于评估癫痫病因，如脑皮质发育不良（如多小脑回畸形、巨脑回畸形、无脑回畸形）、脑梗死、脑出血、脑肿瘤，并制定针对性的治疗方案，常见头颅影像学检查包括磁共振成像（MRI）、计算机断层扫描（CT）、正电子发射计算机断层显像（PET–CT）等。③血尿代谢筛查，遗传代谢性疾病也可导致癫痫发作，如甲基丙二酸血症、苯丙酮尿症，血尿代谢筛查有助于及时发现此类病因，便于制定合理的治疗方案。④遗传学检测，由于癫痫遗传学机制复杂，目前仅有小部分癫痫孩子可通过遗传学检测来确定致病性基因变异，而且由于其价格昂贵，因此不推荐将遗传学检测作为所有癫痫孩子的常规检测。但是，对于某些癫痫患儿，这还是很重要的明确病因的方法。因此，建议家长咨询儿童神经专科医生，根据患儿病情评估是否需要做遗传学检测。

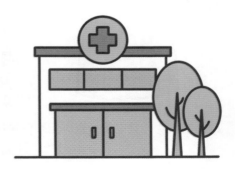

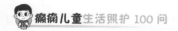

Q14 癫痫患儿需要做哪种脑电图？做脑电图前的注意事项是什么？

一般患儿建议行视频脑电图（VEEG）检查，通常监测 4 个小时，包括清醒期和睡眠期。视频脑电图对癫痫的诊断阳性率高，可同步分析发作时的脑电图改变，并且能够让医生直接观察患儿发作表现，从而更准确地判断发作的性质和类型。对于需要进行术前评估的患儿可行更长时间的视频脑电图检查（如 24 h 或更长时间脑电图）捕捉癫痫发作。对于一些重症患儿可行持续脑电图监测来观察脑功能变化。

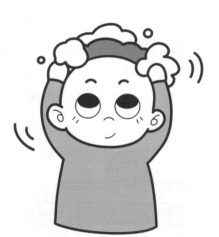

做脑电图检查前的注意事项：①需要提前洗头，从而减少头皮油脂对于脑电图电极记录的影响。②根据年龄及需求在行脑电图检查之前进行睡眠剥夺（减少睡眠时间，比如早晨早点将孩子叫起来），有助于获得自然睡眠期脑电图结果。③在脑电图检查时最好穿棉质衣物从而减少静电对于脑电图质量的影响。④行脑电图检查时无须停服抗癫痫发作药。

◎15 脑电图前为什么需要少睡觉——睡眠剥夺？

在进行脑电图检查之前，医生常叮嘱家长对患儿进行睡眠剥夺（减少睡眠时间，比如早晨早起床）。其原因在于多数的癫痫样放电和（或）癫痫发作易出现在睡眠期，一些患儿癫痫发作和（或）癫痫样放电会受醒睡周期的影响，比如儿童期自限性局灶性癫痫患儿的清醒期脑电图放电量比较少，睡眠期常出现大量痫样放电，甚至在睡眠期可出现持续放电的情况（如睡眠中癫痫性电持续状态）。因此睡眠期的脑电图更有助于发现异常，可提高脑电图检查的阳性率。为保证患儿在进行脑电图检查时能够入睡，在进行脑电图检查前最好进行不同程度的睡眠剥夺，入睡困难者可于检查时进行药物诱导睡眠（比如口服镇静药水合氯醛）。

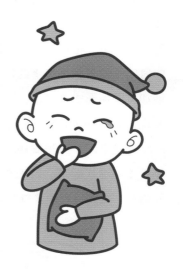

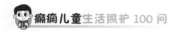

Q16 脑电图安全吗？需要反复做吗？

脑电图是通过电极将脑内的生物电活动放大并记录下来的一种检查方法，记录过程不引起疼痛，没有任何电磁刺激，对人体没有伤害。

癫痫发作缘于大脑神经元的生物电活动突然发生短暂紊乱，通过脑电图能够发现这种异常脑电活动。脑电图能够帮助确定是否为癫痫，是什么类型的癫痫，评估目前的癫痫的严重程度，并进一步协助诊断和治疗。因此，脑电图需要反复做，包括初始确定诊断时，病程中评估病情和疗效时，以及准备减停药物时。复查脑电图的时间主要是根据患者的病情。对于癫痫患儿，如果出现发作频率增加、发作形式改变，出现了不能用癫痫发作解释的其他神经系统表现（如认知进行性倒退），或在特殊治疗期间观察疗效时都应及时复查脑电图。对于癫痫发作控制良好或病情稳定的患儿每年常规复查1～2次即可。对于准备减停抗癫痫发作药的患儿需要在减停开始前、减药过程中复查脑电图进行评估，以帮助决策。

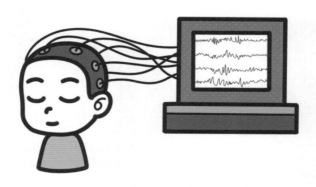

Q17 头颅磁共振成像需要做吗？安全吗？

癫痫的病因繁多，包括遗传性、免疫性、感染性、结构性、代谢性等。不同病因所导致的癫痫在治疗的选择上可能存在差异，例如针对结构性病因可以通过外科手术切除致痫灶进而控制癫痫发作，因此明确癫痫背后的病因至关重要。头颅磁共振成像（MRI），是在磁场的作用下，记录组织器官内的原子核运动，经计算和处理后形成检查部位的图像。头颅磁共振成像没有辐射，安全性高，图像分辨率高，可以较为清晰地显示脑组织结构，有助于发现脑结构的异常，进而明确癫痫的病因，为癫痫提供针对性的治疗指导，尽早控制癫痫发作。因此，初次诊断癫痫的患者均建议进行头颅磁共振成像检查。

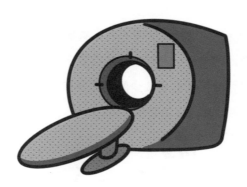

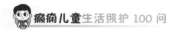
Q18 癫痫一定需要治疗吗？

癫痫患儿并不都需要治疗，是否治疗、采用何种方法治疗都需要专科医生进行个体化评估。由于癫痫病因学高度异质性，治疗方法多样，因此选择治疗方案时，应充分考虑癫痫的特点（病因、发作/综合征类型等）、共患病情况及患儿的个人、社会因素。治疗原则应为个体化综合治疗，其唯一目标就是尽可能避免癫痫发作带来的意外伤害及可能的脑损伤，尽可能维持或者恢复正常生活。是否治疗，关键是看患儿所患的癫痫类型是否会影响正常生活或者是否可能带来意外伤害。如果癫痫类型是年龄自限性的，或有些癫痫发作仅在睡眠期出现，不会带来意外伤害，在医生充分与患儿及家属沟通后，原则上可暂不给予相应治疗；相反，如果癫痫发作在清醒期出现，并且有可能出现意识障碍或者跌倒从而存在导致意外伤害的风险，或者发作频繁、脑电图有严重癫痫性异常，可能导致脑功能进行性减退，则需要在专科医师的指导下，尽早用药，尽快控制癫痫发作，尽可能控制或者减少脑电图异常放电，降低/避免意外伤害风险，尽可能减轻脑功能损害。

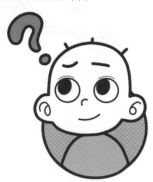

⒆ 有哪些治疗癫痫的方法？

　　目前癫痫的治疗方法主要包括对因治疗及抗癫痫发作治疗。对因治疗主要包括脑结构性异常相关癫痫病因的外科评估 / 治疗（局灶皮质发育不良的病灶切除术等），代谢性病因（维生素 B₆ 依赖症、苯丙酮尿症、葡萄糖转运子Ⅰ缺陷症等）的特殊饮食及代谢治疗，遗传性病因的精准治疗（根据不同基因型选择合适的抗癫痫发作药或者针对致病机制的治疗），免疫性病因的免疫调节治疗，感染性病因的抗感染治疗。抗癫痫发作治疗主要和首选的还是口服抗癫痫发作药，大多数癫痫在正确使用抗癫痫发作药后能够完全控制；其他治疗主要包括癫痫手术（病灶切除及姑息手术）、生酮饮食治疗及神经调控治疗（如迷走神经刺激术）等。

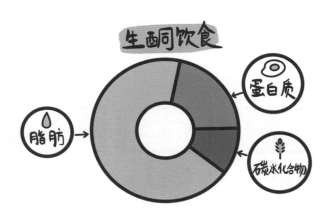

生酮饮食

脂肪　蛋白质　碳水化合物

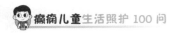

Q20 如何选择适合患儿的治疗方法？

癫痫是由多种病因导致、临床表现复杂的慢性脑功能障碍疾病，多数需要长时间甚至终身治疗。因而医生需要全面考虑所患癫痫类型的特点、患儿自身特征（尤其是发育期特点），以及社会经济等多方面因素，以寻找适合患儿的最优方案，尽可能提高疗效及安全性。难治性癫痫尤其需要这种顶层设计的个性化综合诊治方案，以早期发现、早期综合干预，尽早控制癫痫频繁发作及大量痫样放电，尽可能减少或者阻止其对患儿脑发育的不良影响。首先要强调，应尽可能明确癫痫的具体病因，若癫痫患儿有明确可治疗的病因，则应对因治疗或者根据病因进行精准的治疗药物选择；若癫痫患儿无明确可治疗的病因或者对因治疗未能完全控制发作，则主要是抗癫痫发作治疗，包括抗癫痫发作药、生酮饮食、神经调控治疗（主要是迷走神经刺激术），以及姑息性手术（如胼胝体切开术）。服用抗癫痫发作药仍然是最常用的治疗方法，首先按照癫痫

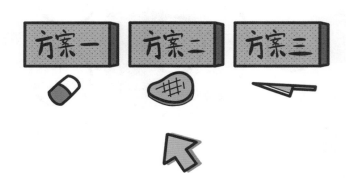

综合征选药，如失神癫痫患儿，首选丙戊酸；若不能明确综合征，则按照癫痫发作类型选药，如局灶性发作，可选用奥卡西平、拉考沙胺、拉莫三嗪、左乙拉西坦等。

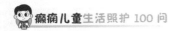

021 抗癫痫发作药和抗癫痫药的区别有哪些？

目前已知的治疗癫痫患者的药物都是抗癫痫发作药，通过不同的机制减少或减轻癫痫发作。目前的抗癫痫发作药不能解决癫痫本身的病因，不能改变癫痫的病程，因此，抗癫痫药这一名词是不准确的，目前已经不再采用。

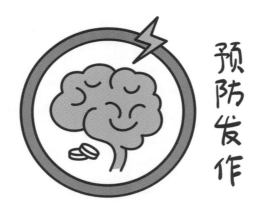

预防发作

Q22 有哪些抗癫痫发作药？

按照药物获批上市的时间分类，抗癫痫发作药物可分为第一代（1988 年之前）、第二代（1989–2003 年）及第三代（2004 年以后）。第一代抗癫痫发作药包括卡马西平、氯硝西泮、苯巴比妥、丙戊酸等；第二代抗癫痫发作药包括氯巴占、拉莫三嗪、左乙拉西坦、奥卡西平、托吡酯、氨己烯酸等；第三代抗癫痫发作药包括拉考沙胺、吡仑帕奈、卢非酰胺等。

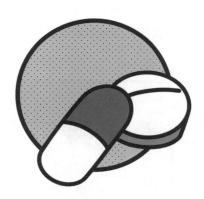

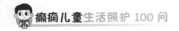

Q23 服用抗癫痫发作药对患儿有什么好处和风险？

抗癫痫发作药可减少或减轻癫痫发作，最大限度地消除或减少癫痫发作所致的意外伤害，以及对孩子智力和运动发育的可能影响，提升孩子的生活质量。虽然大多数患儿服用抗癫痫发作药是安全的，很少出现需要处理的影响患儿生活的不良反应，但是每种抗癫痫发作药都有可能出现不良反应，如急性过敏、白细胞降低、低钠血症、肝功能损害、睡眠增加、食欲下降。在药物使用过程中要注意监测，若出现不良反应，应及时处理及调整用药方案。

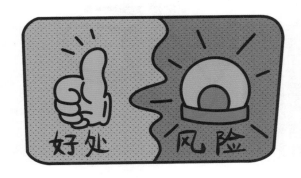

Q24 服用抗癫痫发作药会影响发育吗?

服用抗癫痫发作药一般不会影响发育。有一些癫痫患儿存在智力和运动发育落后,其原因有三:首先,发育落后常常与疾病本身相关,可能是某一个病因导致患儿既有癫痫发作又有发育落后;其次,频繁大量的癫痫放电可影响患儿智力和运动的发育;再次,部分抗癫痫发作药,包括苯巴比妥、氯硝西泮、托吡酯等,长期使用有可能对认知行为有一定影响,但是绝大多数患儿停药后这种影响会消失。一般来说,抗癫痫发作药不会影响患儿的体格发育,但是少数药物长期使用可能影响钙的代谢,从而影响其骨骼发育。所以,有些具有低钙血症风险的患儿服用可能影响血钙水平的药物时需要定期监测,必要时补充维生素 D。

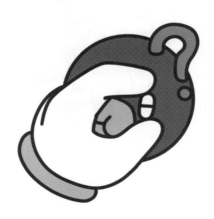

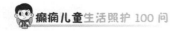

Q25 服用抗癫痫发作药会影响结婚和生育吗？

　　绝大多数患儿服用抗癫痫发作药不影响结婚和生育。但是，少数药物，如丙戊酸，可能对部分青春期女性发育造成影响，也可能对胎儿发育有致畸作用。这些药物的选择，需要结合患儿的病情，由医生和家长共同讨论决定。

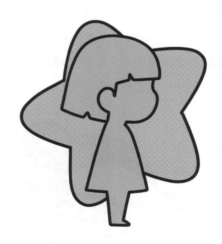

Q26 服用抗癫痫发作药要定时定量吗？

服用抗癫痫发作药应规律，绝大多数的抗癫痫发作药都是一天两次服用，一般在早餐和晚餐后各服用 1 次即可，不用做到服药时间分秒不差，每次前后差 1 ~ 2 个小时都没有问题。需尽量保证每次用药剂量的准确性，避免错服、漏服，以维持稳定的血药浓度，保证疗效。

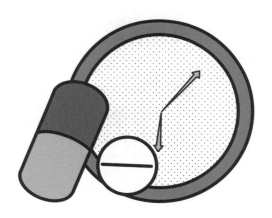

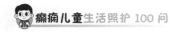

Q27 服用抗癫痫发作药要忌口吗？

患儿服用抗癫痫发作药，无忌口要求，尤其是新一代抗癫痫发作药，基本不受食物影响。但是对于癫痫患儿来说，需禁止饮酒（做菜加少量料酒是可以的），也要避免高浓度咖啡因食物 / 饮料，如浓咖啡、浓茶。

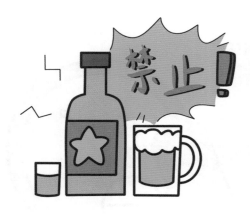

Q28 抗癫痫发作药可以和牛奶、饮料或其他食物等一起服用吗？

抗癫痫发作药尽量不与牛奶、饮料或其他食物等一起服用，建议用白开水送服药物，因为牛奶或饮料可能影响消化道对药物的正常吸收，最终影响药效。但是对于婴幼儿在喂药困难时，可以在白开水中加少许糖或者苹果汁一起送服。目前一线药物在进餐前、后服用均可，如果需要服用多种药物，只需要依次服用就可以，不用间隔时间，如果几种片剂/胶囊，也可以一次一起服用，但是水剂需要每一种单独服用。

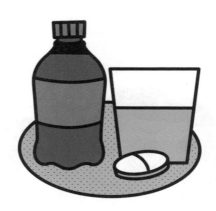

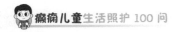

Q29 漏服抗癫痫发作药怎么办？

漏服药物可能会造成癫痫发作加重或者长时间无发作者再次发作。因此应该尽量避免漏服药物的情况发生。如果漏服抗癫痫发作药，可分为两种情况处理：①如果中午以前发现漏服，则只需立即补服早晨的剂量即可，如果到下午才发现漏服早晨的药物，则将全天药量提前到下午一起服用，晚上不再服用，第二天恢复正常即可。若次日晨起发现漏服前一天晚上的药物，则将前一天晚上的药物和今天晨起的药物一起服用，晚上恢复正常即可。②如果数日后才发现药物漏服，则不再补服，继续按照每日正常药物剂量服用。若因漏服抗癫痫发作药，患儿出现频繁癫痫发作或持续时间较长（大于 5 分钟以上）的癫痫发作，需及时就医，必要时可给予临时止惊治疗。

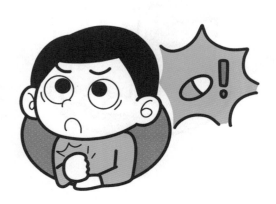

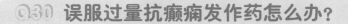

030 误服过量抗癫痫发作药怎么办？

若家长发现误服过量抗癫痫发作药，在 6 小时内，应及时去医院行洗胃治疗，促进过量药物的排出；让患儿多饮水，促进药物排出体外，必要时可行通便治疗。密切监测生命体征及意识情况，对于出现意识障碍、生命体征不平稳或出现药物相关严重不良反应的患儿，应立即住院观察和治疗。

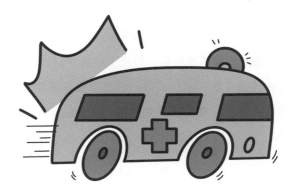

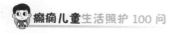

Q31 抗癫痫发作药和治疗其他疾病的药物可以同时服用吗？需要调整吗？

　　家长如何处理药物之间的相关作用，总的处理原则是去询问医生。目前一线的抗癫痫发作药与治疗儿童常见疾病的药物很少相互影响，如果谨慎起见，为了减少药物之间相互影响，建议抗癫痫发作药和其他治疗药物最好不要同时一起服用，可以依次逐一服用；不同剂型的药物（如片剂和水剂）不能一起服用，可以间隔一会儿依次服用。患儿在服用目前一线的抗癫痫发作药时，如果需要同时服用其他常见急性疾病（如感冒、肺炎）的药物时，一般不用调整；但是如果患其他慢性病，如肝、肾、心血管疾病需要长期服药或者有肝、肾功能障碍时，家长还是要咨询儿童神经专科医生是否需要调整。

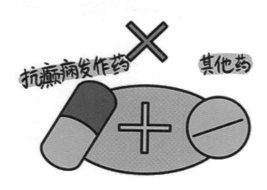

032 抗癫痫发作药可能出现哪些不良反应？家长如何发现和应对？

抗癫痫发作药物可能发生如下不良反应。①过敏：所有药物都可能引起过敏。过敏的第一个迹象通常是皮疹，如果服用新添加的药物后出现皮疹，应暂停药物使用。突然停药可能导致发作加重，因此应尽快去附近的医院咨询医生，必要时住院观察、调药。如果长期口服药物过程中（服药已经超过 3 个月）出现皮疹，药物过敏的可能性很小，不建议自行停用药物，应尽快就近看医生，明确皮疹的原因。②肝、肾功能障碍：药物主要经肝、肾代谢，部分抗癫痫发作药可能出现肝、肾功能障碍等不良反应，对于此类药物，需要根据说明书和医生的要求，必要时监测肝、肾功能。如果发现上述不良反应，需要明确病因；如果确实与服用某种抗癫痫发作药有

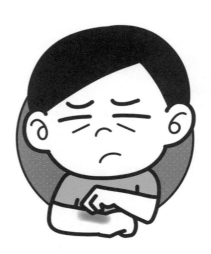

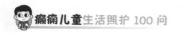

关，则需停用此药，换用其他药物，并同时给予必要的保肝治疗等，具体遵医嘱进行。③其他：抗癫痫发作药在开始加量或者剂量比较大的时候可能出现睡眠增多、易疲乏或兴奋易怒，多数孩子在减少药物剂量后此类症状可明显好转。此外，抗癫痫发作药可能导致白细胞减少、血小板减少、低钠血症等不良反应，这时也需要根据医生建议密切监测，及时处理。

总之，使用药物前应仔细阅读药品说明书，并向医生详细了解药物的不良反应情况。如果长期口服药物过程中怀疑出现了不良反应，应告知医生，及时处理。

Q33 抗癫痫发作药治疗前、后需要做什么检查？

抗癫痫发作药治疗前需先做检查。首先，根据孩子病情需要完善相应病因学检查，如考虑结构性病因可行头颅影像学检查，考虑遗传性病因可行遗传学检测，考虑代谢性病因可做血尿代谢筛查及血生化检查等，考虑免疫性病因可做血和脑脊液自身抗体检测等。要注意的是，并非所有患儿都需要做全部这些检查，需要做哪些检查应该根据专业医生的临床评估来决定。其次，需完善视频长程脑电图监测，帮助确定癫痫综合征和癫痫发作的类型。再次，针对计划添加药物的禁忌证及慎用条件，进行治疗前筛查，如肝、肾功能检查。

抗癫痫发作药治疗后也应做检查，主要是监测药物的不良反应，根据药物可能对肝、肾功能，造血系统，内分泌系统等造成的影响，遵医嘱到医院定期复查血常规、血生化指标等。服用丙戊酸钠、卡马西平等药物需要监测血药浓度。此外，治疗一段时间后也需根据孩子病情进行定期评估，评估相关检查包括脑电图、影像学检查、发育评估等。

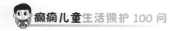
Q34 抗癫痫发作药需要长期服用吗？要吃一辈子吗？

患儿是否需要长期服药与癫痫类型密切相关。有些癫痫类型属于年龄自限性癫痫，这些患儿到了一定年龄后症状可自行缓解，不再发作，例如伴中央颞区棘波的自限性癫痫进入青春期或成年早期后癫痫发作就消失了，并且发育基本正常。这类患儿可在密切随访下逐渐减停抗癫痫发作药。除了这些明确的年龄自限性癫痫，其他类型的癫痫是否可以停药，需和医生进行详细沟通，重点是对于病因的判断。通常患儿如果已连续 2 年以上无发作，即存在减停药物的可能性。但是目前的医疗技术无法完全准确地判断停药后是否一定不复发，因此需要和医生讨论停药后的复发概率、注意事项等，根据病情，共同决定减停药物的时机、减药的速度及万一发作的预案。为了避免突然停药可能带来的长时间发作风险，减停药物的过

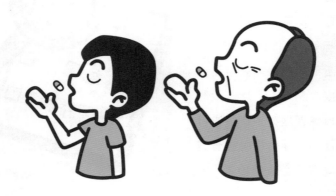

程是比较长的，需要 3 ~ 6 个月甚至更长，其间需要密切观察患儿的发作情况，如果出现发作需及时复诊，遵医嘱调整治疗方案，多数患儿恢复到发作之前的剂量即可控制住发作。

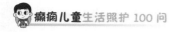

035 什么情况下癫痫可以手术治疗？

目前认为，患儿已合理应用两种以上抗癫痫发作药的足量足疗程治疗，但仍有癫痫发作，可考虑进行术前评估，评判是否有手术治疗的可能性。如存在明确的癫痫相关结构性病因（如局灶性皮质发育不良、半球巨脑等），则可通过切除性或离断性手术达到消除或减少癫痫发作的目的。

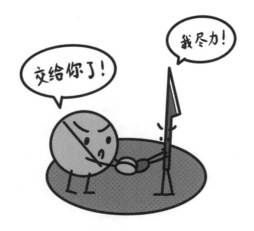

Q36 手术可以根治癫痫吗？

对于结构性病因的部分患儿，手术治疗是有可能根治癫痫的。例如，目前癫痫手术治疗效果较好的结构性病因之一是局灶性皮质发育不良，这类患儿通过癫痫病灶切除术或离断术的治疗，可以获得较高的无发作率，甚至完全停药也不复发，高水平的癫痫中心可以达到70% ~ 80% 的术后长期无发作率。

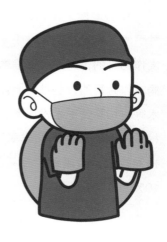

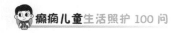

Q37 癫痫手术治疗包括哪些方法？

目前癫痫手术治疗包括根治性手术和姑息性手术两种。根治性手术主要是指切除性手术，通过手术移除或离断致痫灶以实现无发作的目的，如颞叶切除术、半球离断术。姑息性手术则以减轻癫痫发作为目的，包括胼胝体切开术、迷走神经刺激术、深部脑刺激术等。切除性手术术后无发作率与致痫灶位置及范围、手术术式等相关，儿童总体无发作率约为 70%。而姑息性手术的无发作率则相对较低，如迷走神经刺激治疗的术后随访 1 年时的无发作率为 10% ~ 15%。

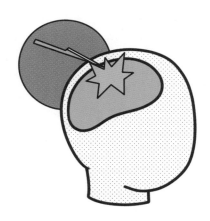

038 癫痫手术治疗后如何护理和康复训练？

　　围术期的护理主要在医院完成，需要严格听取医生和护士的建议来进行。康复训练是术后功能恢复的重要手段。在不影响手术后相关操作（比如引流管留置等）的前提下，康复训练应当尽早开展，包括物理疗法、作业疗法、语言康复等。需要强调的是，康复训练的场所不应当局限在医院或者康复机构中，而应当渗透在日常生活的每个细节中，这样才能取得更好的康复治疗效果。

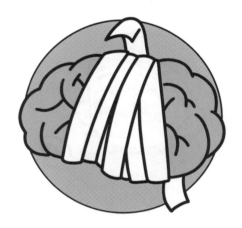

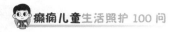

Q39 癫痫手术治疗后还要继续吃药吗？

许多家长会认为癫痫手术治疗后，就不用口服抗癫痫发作药了。实际上，癫痫手术后，患儿还是需要规律地服用抗癫痫发作药的。一般如果术前服药种类太多或者剂量太大，术后可以仅保留 2～3 种药，并且定期做脑电图评估，以决定是否可以继续减停药物。切忌术后自行调整或者突然停用药物，突然自行停药，可能会导致癫痫复发或者癫痫发作加重。

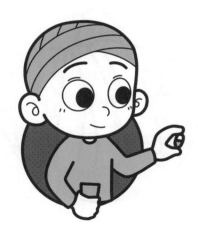

Q40 什么是神经调控治疗？包括哪些方法？

　　神经调控是指利用植入性或非植入性技术，采用电刺激手段纠正脑功能网络的异常，从而来改善患者的症状，提高生活质量的生物医学工程技术。目前用于治疗癫痫的神经调控治疗方法包括迷走神经刺激术、深部脑刺激术、重复经颅磁刺激等。

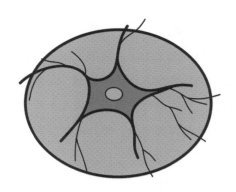

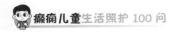

Q41 什么是迷走神经刺激术？适合哪些癫痫患儿？

迷走神经刺激术（vagus nerve stimulation，VNS）是一种神经调控治疗方法，通过电刺激一侧迷走神经（通常为左侧），调控大脑电活动，从而达到消除或减轻癫痫发作的目的。迷走神经刺激术是目前药物难治性癫痫患者中应用最广泛的神经调控治疗方法。目前我国已有超过 140 家医院开展了迷走神经刺激术，越来越多的癫痫患者通过该治疗获益。

适合行迷走神经刺激术的患儿应满足以下条件：①合理应用两种以上抗癫痫发作药后癫痫发作仍未控制。②临床医生未发现可治疗的癫痫病因或针对病因治疗失败。③患儿无双侧迷走神经损伤或切断史，无植入部位的局部感染，患儿能耐受刺激器植入，身体状态能耐受手术。

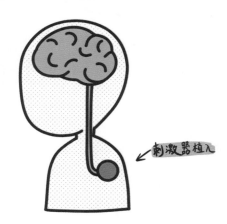

刺激器植入

Q42　什么是生酮饮食治疗？适合哪些癫痫患儿？

　　生酮饮食是一种高脂肪、低碳水化合物、合理蛋白质和其他营养素的特殊饮食，主要应用于药物难治性癫痫的治疗，对各种癫痫发作类型都有一定效果。生酮饮食的绝对禁忌证包括：卟啉病、原发性肉碱缺乏症、肉碱棕榈酰基转移

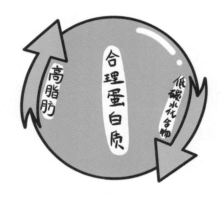

酶（CPT）Ⅰ和Ⅱ缺乏症、肉碱移位酶缺乏症、β-氧化缺陷、短链酰基脱氢酶缺乏症（SCAD）、中链酰基脱氢酶缺乏症（MCAD）、长链酰基脱氢酶缺乏症（LCAD）、长链 3-羟酰辅酶 A 缺乏症、中链 3-羟酰辅酶 A 缺乏症、丙酮酸羧化酶缺乏症。相对禁忌证包括：体质差、营养不良、可以进行致痫灶切除手术的患儿，父母或监护者不配合，丙泊酚联合使用（丙泊酚输注综合征风险可能较高）。另外，存在肾结石、家族性血脂异常、严重肝病、慢性代谢性酸中毒、进食困难等问题的患儿建议谨慎评估，或先解决以上问题，再行生酮饮食治疗。如果患儿多种抗癫痫发作药治疗无效，不能或暂时不愿实施病灶切除性手术治疗，无上述生酮饮食禁忌证的患儿，都可以尝试生酮饮食。生酮饮食的首选适应证为葡萄糖转运蛋白 1

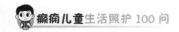

缺乏症、丙酮酸脱氢酶缺乏症。对于一些特殊类型的癫痫综合征，如婴儿痉挛症、婴儿严重肌阵挛癫痫、肌阵挛 – 站立不能性癫痫、热性感染相关性癫痫综合征等，可以尽早考虑生酮饮食治疗。

Q43 癫痫患儿需要规律复诊吗？ 应该多久复诊一次？

　　癫痫患儿治疗过程中应定期门诊随诊，多久复诊一次应根据患儿具体情况决定。首次确诊癫痫后，一般治疗 2 ~ 4 周可以第一次复诊，观察药物的疗效及不良反应，必要时复查血常规、肝功能、血药浓度、脑电图等，并根据癫痫发作及适应性情况调整用药剂量和种类。如果经过治疗后发作控制，病情较为稳定，婴幼儿可每 3 个月复诊一次，儿童可每半年复诊一次。根据患儿的病情、体重变化、血药浓度、血常规、肝功能和脑电图复查结果等，必要时调整药物剂量和种类。规律服药连续 2 年以上无癫痫发作者，可考虑复诊，在专业医生的综合判断及指导下决定是否可以尝试逐渐减停药物。

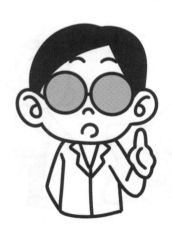

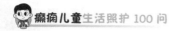

Q44 什么情况下可以开始减药和停药？ 减药和停药需要多长时间？

癫痫是一种慢性病，其治疗往往是一个很长的过程，甚至有部分患者需要终身服药控制癫痫发作。目前认为，多数患者一般需要用药治疗达到连续两年以上无癫痫发作，才有条件考虑逐渐减药和停药。减药和停药需要在专业医生指导下完成，根据患儿癫痫发作的病因、起病年龄、发作类型、癫痫综合征类型、脑电图等检查结果综合评估后才能决定是否可以进行，家长切忌自己看到治疗有了一定的效果就盲目地停药。减药和停药的过程中仍需观察患儿是否有复发，必要时减药期间复查脑电图等，根据实际情况调整药物用量。如果孩子在减药期间再次复发，就要恢复服药，后续再次开始减药和停药需要考虑癫痫的病因、脑电图变化等因素，多数需要服用 1 ~ 2 年或更长时间再考虑减药和停药。

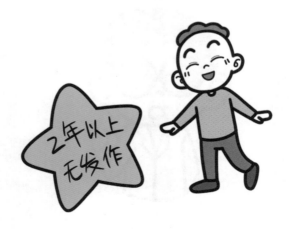

儿童神经专科医生需要根据患儿癫痫的病因、发作类型、视频脑电图监测结果等多种因素综合考虑减药和停药时间，整个过程一般需要 3 ～ 6 个月，不能突然停药，以免药物剂量突然下降而出现频繁或者长时间癫痫发作。

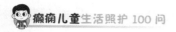

Q45 减药和停药有什么注意事项？

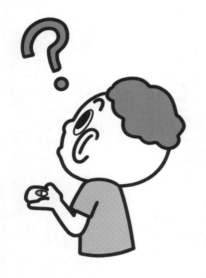

在减药时，如果患儿同时使用多种药物治疗，一般先从副作用相对较大、既往疗效相对较差的药物开始，逐渐先减停一种药物，如果癫痫无复发，再结合脑电图复查结果，考虑减停另外一种药物。若在减药和停药过程中脑电图再次出现痫样放电或者痫样放电加重，需暂停减药，必要时需要加回到既往药量，具体需要咨询儿童神经专科医生，以决定是否能继续减药和停药。在减药的过程中需要每隔半年复查一次脑电图，根据药物种类，必要时复查肝功能、血常规及药物的血浓度评估病情变化。

Q46 减药和停药过程中出现发作会导致治疗前功尽弃吗？

　　减药和停药过程中出现再次癫痫发作不代表治疗前功尽弃，因为目前的研究结果表明治疗癫痫的药物都是抗癫痫发作药，不改变癫痫的自然病程，也就是说，对于服用抗癫痫发作药的患儿，癫痫是否能痊愈、最终什么时候痊愈，只取决于病因，和是否应用抗癫痫发作药及其剂量、疗程、停药与否均无关。减药和停药过程中发作只是说明我们对于病程判断不准确，孩子还没有痊愈，还需要继续服药，并不会因此导致病程延长。

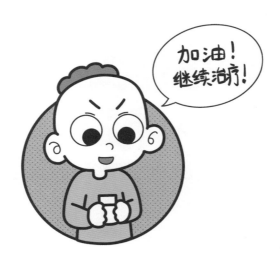

第三篇
癫痫发作的紧急处理与安全防护

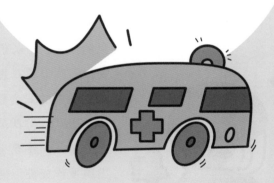

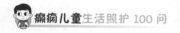

Q47 癫痫发作会带来哪些风险？如何避免发作带来的意外伤害？

大多数的癫痫发作会在 5 分钟内自行缓解，如果发作时没有出现摔伤等意外伤害，则对大脑及身体都不会带来长期功能影响，也没有证据表明癫痫发作会"抽一次傻一次"，家长对此无需过度焦虑。若患儿出现全面强直－阵挛发作超过 5 分钟，则发作自行停止的概率就会降低，也就是可能持续更长时间，甚至超过 30 分钟，长时间或者短期频繁发作可能造成脑功能损伤，甚至出现全身不良影响，最严重者可能导致死亡。因此一定要重视超过 5 分钟以上的发作，及时止惊。癫痫发作时患儿无法控制自己的身体，也可伴有意识水平下降或意识丧失，容易出现意外伤害，这是癫痫发作最常

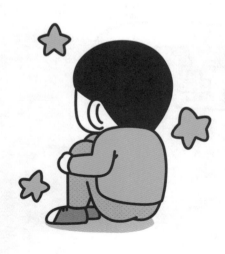

见的伤害，家长们要格外重视，包括提前对患儿进行日常生活中的安全教育；对于年长患儿，尤其是有发作先兆的患儿，要教会患儿一旦出现发作先兆，需要立即坐下，或者移动到安全区域坐下；从事日常有危险的活动（例如骑车）时，给患儿佩戴头盔进行保护；如果患儿发

作时家长在场，需要确保患儿周围环境安全，如让患儿远离尖锐物品及易倒塌的家具、路牌，尽快将患儿抱离马路、楼梯等容易造成意外伤害的场所，去掉眼镜等患儿身上的尖锐物品。

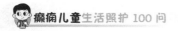

Q48 癫痫发作会有先兆症状吗？如果出现先兆症状该怎么办？

有些癫痫发作前会出现一些先兆症状（前驱症状），通常在癫痫发作前数秒、数十秒或者数分钟内出现，主要表现为幻视，幻听，嗅觉、味觉异常，肢体麻木或刺痛，温度觉异常，全身不适感，头晕，面色潮红或苍白，心悸，胸闷，恶心，易激惹，焦虑、烦躁，恐慌不安，情绪低落、压抑，可出现不自主、无意识的简单或复杂动作，如咂嘴、咀嚼、点头、摸索、自言自语、不自主言笑、奔跑等。家长要学会识别这种先兆症状。一般在同一个孩子身上这种表现很类似，对于年长患儿能够自我识别这种先兆症状的，家长应该教会患儿如何确认和处理。当出现先兆症状时，对于年幼患儿，家长要将患

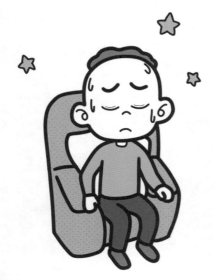

儿抱在怀里或者放置在安全的地方，例如床上，尽量让患儿侧躺，避免误吸，移除尖锐物体等危险物品，避免坠落等外伤；对于智力正常的年长患儿，要指导、帮助患儿尽快移动到安全地点坐下或者躺下，如果来不及，则要就地坐下，注意不要倚靠容易倒塌的家具或者路牌等。发作时密切观察患儿的发病情况并记录，及时就医。

Q49 癫痫发作如何紧急处理？

癫痫发作时应该把患儿放置在相对安全的区域或顺势使其躺下，去除患儿身上的眼镜、饰品等尖锐物品，移除周围环境硬物、锐器，避免发作时碰伤或砸伤。保持空气流通，注意患儿保暖，放平患儿，头偏向一侧，解开衣领，清除口、鼻腔内分泌物或呕吐物，确保呼吸顺畅，防止呛咳和窒息。不要按掐患儿人中，避免向患儿口内放置任何物品或喂食药物。患儿牙关紧闭时不要强行撬开牙齿塞入东西，以免给患儿造成窒息、牙齿脱落及误吸等伤害。患儿抽搐时，不要用力按压或捆绑肢体强行制止发作，患儿发作是脑异常放电所致，是无法通过外力按压肢体终止的，如果强行按压，可能造成骨骼、关节和肌肉损伤。密切关注患儿情况，记录发作情形，包括发病时间、持续时间、发作形式、其他伴随症状等。绝大多数癫痫发作在5分钟内自行缓解，发作时尽量避免移动患儿，家长需要陪伴患儿，保护患儿，等待发作停止，如发作超过5分钟，需及时呼叫救护车或者自行前往附近医疗机构寻求专业救治。

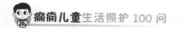
◎50 癫痫发作长时间不能终止怎么办？

癫痫发作超过 5 分钟，发作常无法自行停止，需尽快拨打急救电话呼叫救护车，就近就医，同时记录患儿发作情况。在急救车或医疗机构内，密切监测生命体征，吸痰，清理呼吸道，采用鼻导管或面罩吸氧，建立静脉通道，进行快速神经系统评估，尽快应用临时止惊药物终止发作。如果出现长时间不能终止发作，需要监测全身状况，及时纠正酸中毒、电解质紊乱，减轻脑水肿等。目前国内已有家庭用终止癫痫发作药上市，可以在医生的指导下学会使用，能够更及时地终止癫痫发作。

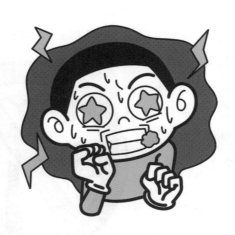

Q51 退热药能够预防癫痫或者热性惊厥发作吗？

　　退热药不能预防癫痫或热性惊厥发作。目前认为，炎症是原因，发热和癫痫发作均是炎症所致结果，并不能简单地以为是体温增高导致的癫痫发作。退热药对于发热性疾病也没有治疗作用，只是用于缓解发热带来的不适。如体温超过 38℃，可以应用退热药减轻孩子的不适，但是不能达到预防癫痫或者热性惊厥发作的目的。

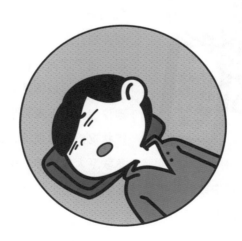

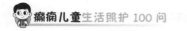

Q52 癫痫患儿需要随身携带病史卡和紧急联系人信息吗？

建议癫痫患儿的家长制作病史卡，并让患儿随身携带。有些癫痫发作可以导致失语、意识丧失、跌倒等，此时如无家长陪同，癫痫病史卡就可以发挥关键作用。随身携带病史卡可在类似上述紧急情况下帮助急救人员、医护人员、老师等在患儿无法交谈或回应时了解情况，便于诊治；也可获取紧急联系人的信息，以便通知家长。病史卡建议包含以下重要信息：姓名、医疗状况、过敏情况、家庭住址、紧急联系人信息等。病史卡需随身携带，可放在钱包中或制成钥匙挂链等。家长也可为孩子制备电子病史卡随身携带，如 U 盘。

053 在家里怎么做好癫痫患儿的安全防护？

癫痫患儿在家庭中的安全防护至
关重要，家长应该针对家中可能存在
的潜在安全隐患进行评估并整改。如
房间里尽量用较厚的地毯、泡沫或塑
胶地板覆盖坚硬的地面；应将桌子及
其他家具锐利的边角包裹起来，尽量
选择带扶手的椅子；睡觉用的床尽量
贴近地面，避免床的四周带有坚硬的
边角，以免跌伤或碰伤；如果夜间发
作频繁或者发作时有剧烈翻滚等，应
在床旁放置软垫，防止坠床时摔伤。
为避免意外伤害，应将易燃易爆、尖
锐、锋利物品远离患儿，将易误服的
药物收纳好。若患儿经常有跌倒发作，居家时也可佩戴防护用具，
如头盔、护膝。

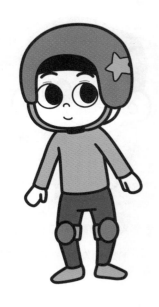

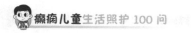
054 在学校怎么做好癫痫患儿的安全防护？

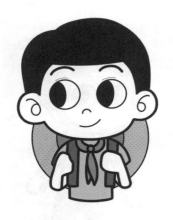

癫痫患儿只要发作不太频繁，都可以正常上学。但在学校生活中需做好安全防护：①继续按计划口服抗癫痫发作药，避免漏服，一旦漏服需及时补服。②建议告知老师和同学们病情，并告知一旦有癫痫发作持续不缓解，需给予保护和帮助，比如确保发作场地周围安全，及时呼叫救援。③保证充足睡眠，避免因学习或运动过度兴奋影响夜间睡眠，不要熬夜，避免因睡眠不充足诱发癫痫。④如果癫痫发作未完全控制，应避免高危运动，如双杠。

○55 癫痫患儿可以去旅行吗？旅途中如何做好安全防护？

若癫痫发作频繁，建议居家照护。若癫痫发作较少，可以外出旅游，但需做好个人防护，避免意外伤害。在旅途中需做好如下安全防护措施：①佩戴头盔、护膝等护具。②过马路、走山路时需有人牵手保护。③参与游泳、攀爬等具有潜在危险的运动时，家人需全程陪同。④避免过度劳累、作息规律紊乱等。

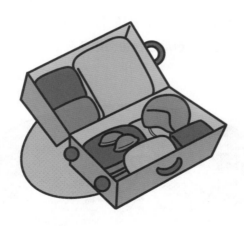

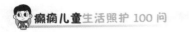

Q38 癫痫患儿能参加哪些运动？运动时如何做好安全防护？

　　运动可以强身健体、愉悦身心，癫痫患儿可以根据自己的兴趣爱好、年龄特点和能力选择运动方式。如果癫痫发作控制得好，可以选择体操、跳绳、跑步、乒乓球、羽毛球、排球、篮球、网球等。尽量避免选择可能有头部参与的运动，如足球、拳击。同时需要尽量避免选择在运动过程中一旦发作容易发生意外的运动，如骑自行车、攀岩、游泳。癫痫患儿如果一定要参加上述的具有潜在风险的运动时，务必有成人看护或随行。参加运动务必要量力而行，适可而止，避免过量。运动过程中需避免头部剧烈撞击，必要时可戴"防撞帽"。

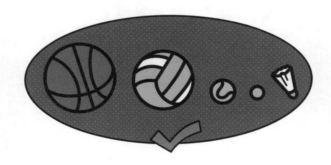

057 癫痫患儿可以坐飞机吗？可以进行长途国际旅行吗？

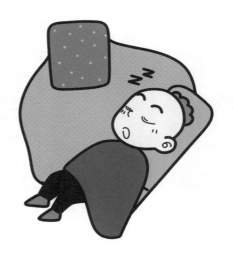

癫痫患儿可以坐飞机，像日常一样注意保护孩子，避免意外伤害。癫痫患儿也可以进行长途国际旅行，需注意旅途劳累和时差导致睡眠节律紊乱可引发癫痫发作，因此在长途国际旅行途中要保证患儿充分休息及充足的睡眠，这样有利于消除因旅途造成的负面影响。坐飞机本身并不会增加出现癫痫发作的风险，但是如果出现长时间发作，长途飞行中无法得到有效救治，因此如果近期（如半年内）曾有超过 30 分钟以上的发作病史，则不宜坐飞机进行长途旅行。

第四篇

学校生活

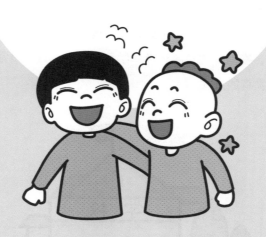

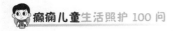

058 癫痫患儿能上学吗？

癫痫患儿是可以上学的。只要发作不频繁，能够达到 3 个月到半年以上无发作或者发作程度不严重（发作时没有完全意识丧失、没有导致跌倒的发作），而且智力身体条件允许上学，癫痫患儿就可以上正常学校；如果癫痫患儿共患智力障碍，无法跟上正常同龄儿学习水平，可以考虑就读特殊教育学校。癫痫治疗的目的是最大限度地让患儿回归正常生活。学习是患儿生活很重要的组成部分，接受教育是每个人的权利，这样才能让他们最大限度地学习本领，以后能够独立地生活和生存。上学并不会诱发或加重癫痫发作，反而可以帮助患儿很好地融入社会。只要智力发育适合学校教育，发作得到有效控制，或者发作不频繁，癫痫患儿就应该像其他健康的小朋友一样，在同样的校园环境中学习和成长，这也是最有利于他们身心健康发育的方式。

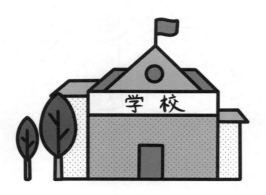

⑥59 癫痫会影响学习能力吗？

对于多数癫痫患儿来说，疾病并不会影响他们的学习能力。比如伴中央颞区棘波的自限性癫痫、儿童失神癫痫和青少年失神癫痫等，这些相对"良性"的癫痫，患儿的智力几乎不受影响，学习能力也不会受到影响。某些病因不好的癫痫，会出现发育性和（或）癫痫性脑病，严重且频繁的或者持续时间比较长的癫痫发作 / 癫痫样电活动也有可能影响患儿的学习能力。

但是要注意有些癫痫患儿的学习成绩不理想，可能并不是智力障碍导致的学习困难，而是癫痫患儿共患了注意缺陷多动障碍、焦虑、抑郁等行为心理问题所致。因此，如果癫痫患儿出现学习能力不好的情况，应该带他们到医院进行专科评估，进一步明确学

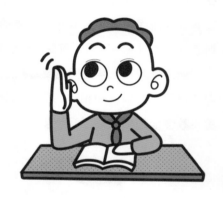

习能力的问题是由于智力障碍还是由于注意缺陷多动障碍、焦虑、抑郁等行为心理问题导致的。如果发现上述问题，可以进行行为干预或药物治疗，很多患儿的学习困难能够得到改善，甚至获得优秀的学业成绩。

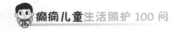
Q60 入学前需要做哪些准备？

对于癫痫已经完全控制的患儿，入学前无需做特殊准备，最重要的是要培养他们识别危险的能力，尽可能避免发作可能带来的意外伤害。对于年龄较大、心智正常，而且癫痫还没有完全控制，偶尔会发作的患儿，建议家长在专科医生指导下与患儿沟通病情，让他们对疾病有基本的认识，正确积极地引导和帮助他们保持积极乐观的心态，使其能更好更顺利地融入学校的集体生活。要告知患儿在上学期间保持规律生活，保证充足睡眠，避免服用酒精或含有酒精的饮料，因为酒精是有可能诱发癫痫发作的。家长要反复提醒、训练患儿提高安全意识，避免意外伤害发生。

如果患儿在上学期间需要继续服用抗癫痫发作药，需要教会他们认识不同的药物和相应的服用剂量。如果患儿在发作前有先兆，需要教会他们确认周围环境安全，可以先找个地方坐下或者躺下，避免发作时出现摔伤、烫伤等意外伤害。

应该为患儿准备急救卡片，明确标注其病情和家长的联系方式，一旦出现抽搐发作，老师或其他在场人员可以第一时间联系患儿家长，并尽快送医。

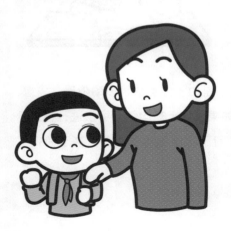

Q61 需要和老师沟通患儿的病情吗？ 如何进行沟通？

　　首先，对于已经明确诊断为癫痫的患儿，建议家长将病情如实地告诉学校的老师，包括抽搐发作时候的具体表现和可能持续的时间，目前大概的发作频率，目前在服用的药物和具体的剂量。其次，应该教会老师抽搐发作时的正确应对方法，取得老师的理解和配合，这样老师在学校可以监督患儿按时按量口服药物。一旦患儿在学校出现抽搐发作，老师也能在第一时间为其提供有效的帮助。再次，应该告诉老师，如果抽搐发作时间在 5 分钟以上仍然不缓解，需要及时送医进一步治疗。最后，应该和老师、学校沟通，不要对患儿进行过度的保护，对其学业的要求应该和其他儿童一样；患儿可以正常上体育课，可以进行正常的跑跳运动，但是需要注意避免在无人陪同下进行游泳、爬山等可能存在危险的运动。

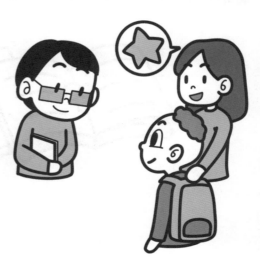

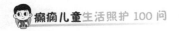
Q62 吃药会不会影响学习？

多数抗癫痫发作药在常用剂量范围内不会对学习造成明显影响，尤其是左乙拉西坦、奥卡西平、丙戊酸、拉考沙胺、拉莫三嗪等一线药物。目前大约半数的癫痫患儿服用一种药物就可以比较有效地控制癫痫发作，基本上不影响学习。

对于药物难治性癫痫，若患儿需要口服2～3种药物甚至更多，那么出现药物相关的不良反应的风险就会增加，比如困倦、乏力、注意力不集中等症状，可能会对学习产生不利影响，因此需要家长注意观察，如发现可能的不良影响，应及时和患儿的经治医生沟通，询问是否药物的种类或剂量不合适，是否需要检测药物的血药浓度，或是否需要更换其他种类的药物。

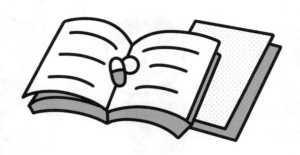

Q63 家长对待癫痫患儿的学习需要降低要求吗？

多数癫痫患儿经过治疗达到癫痫发作控制的效果，智力可以完全不受影响，可以正常完成学校的学习任务。因此，家长对于孩子的学习不应放任不管，可以与老师沟通后，为患儿制订切实可行的学习目标。对于患儿取得的进步和成绩，要及时地给予肯定和鼓励，帮助他们在学习生活中建立自信心。在学习上，家长要注意启发、鼓励，杜绝训斥、责骂。同时应该注意培养患儿的兴趣爱好，这样有助于帮助他们开阔视野，塑造良好的性格。

如果患儿存在一定程度的智力损害或躯体残疾，那么家长需要和学校的老师沟通，适当地减少作业量，不要给患儿过多的压力，以保证充足的睡眠，防止因睡眠不足诱发癫痫发作。

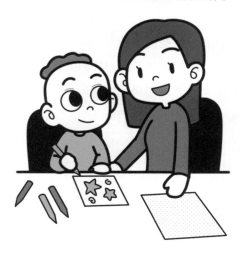

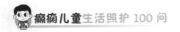

Q64 在学校能参加的体育活动有哪些？需要注意什么？

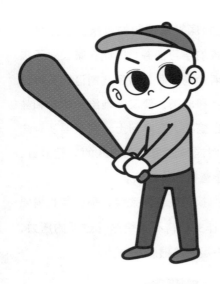

通常情况下，体育运动不会加重或诱发癫痫发作。国际抗癫痫联盟(ILAE)运动和癫痫工作团队编写的共识文件指出：癫痫发作时没有额外风险的运动包括地面集体运动（棒球、篮球、板球、足球、排球等）、舞蹈、高尔夫、球拍运动（壁球、乒乓球等）。相对而言，由多人参加的强度不大的团体运动较为适合癫痫患儿参加，例如团体舞蹈、团体操，这些运动通常由老师或教练陪伴，场地有较好的安全保障，且这类集体运动可以使患儿觉得自己和正常孩子一样，有利于自信心的培养。但对于体育运动可能出现的意外，家长需根据患儿癫痫发作类型、发作频率、发作前的先兆、学校的医疗保障等进行全方位的评估。

065　在学校能参加课外活动吗？需要注意什么？

　　癫痫患儿在学校能参加课外活动。参加课外活动时的注意事项如下：①适合参加一些身体对抗相对小的课外活动，如乒乓球赛、羽毛球赛。②可以在老师或教练的陪伴下参加一些运动强度较小的团体运动，如团体舞蹈、团体操。③避免过度劳累，避免意外伤害。

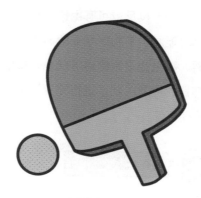

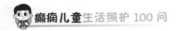

Q66 学习进度跟不上可能是什么原因？如何处理？

癫痫患儿学习进度跟不上可能有如下原因：①本身疾病共患智力障碍，跟不上同龄人的课程，这种情况可以与学校沟通，可否降低学业要求，或就读于特殊教育学校。②近期癫痫发作频繁，影响孩子学习记忆，建议及时到专业医生门诊复诊，调整治疗方案尽快控制癫痫发作及癫痫放电，减轻癫痫本身对智力和认知的负面影响。③抗癫痫发作药的不良反应可有困倦、反应变慢等，可以通过调整治疗方案，尽可能减少药物对学业的影响。④癫痫孩子可合并注意缺陷多动障碍、孤独症谱系障碍等疾病，影响学习，建议家长予以重视，如果怀疑，应及时就诊进行专业评估，早期发现，早期干预，相对来说效果更好。

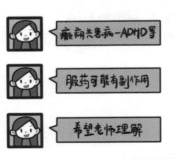

第五篇

家庭生活

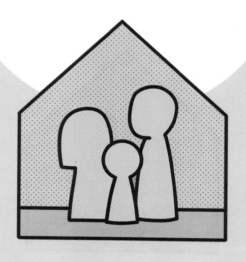

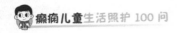

Q67 孩子得了癫痫，会对家庭产生什么影响？

孩子得了癫痫，对家庭的影响是多方面的。一方面癫痫患儿需长期用药、就医、随访，会加重家庭的经济负担。另一方面孩子得了癫痫，家长会特别着急，且有的患儿癫痫发作时情况较严重，再加上癫痫发作的不确定性导致家长需时刻警惕发作的可能，给家长带来比较重的心理负担，容易产生抑郁、焦虑、紧张等情绪。此外，部分癫痫患儿反复发作，需家长时时陪伴，可能影响正常工作、生活。

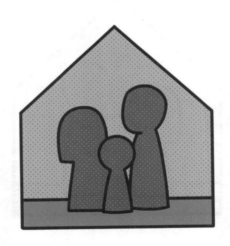

Q68 癫痫患儿的家庭教育需要特殊化吗？

家长应正确和理智地认识癫痫，对患儿的家庭教育不要特殊化。首先，应尽可能地让患儿和正常孩子一样进行生活和学习，正常的学习和运动不会导致癫痫发作的增加；其次，不要过度保护，要注意培养患儿自尊和独立意识，鼓励他们参加各项有益活动，多与同龄人交流。总之，家长需要了解，患有癫痫并不一定导致孩子学习和生活能力不如正常孩子，很多癫痫患儿都长成了很优秀的人，癫痫患儿家庭教育成功的关键还是要给患儿以信心和耐心，帮助他们形成正常的人生观和价值观，充分自由地去发展自己。

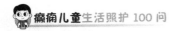

Q69 家有癫痫患儿，家长应该如何做好自身的心理调节？

孩子被确诊为癫痫后，父母的心理反应是复杂的，一般要经历震惊、否认、悲观、埋怨、适应和调整阶段。有的父母适应得较快；有的父母会长期停留在某一阶段，过分夸大不利因素，对患儿过度保护；也有的父母会嫌弃患儿，加重他们自卑、消极的情绪。家长的不良心态会影响正规治疗和患儿的心理状态。家长应及时向专科医生咨询孩子发病的原因、药物的疗效等与孩子疾病相关的知识，做到心中有数，尽快建立一种平和的心态，勇敢地面对现实，这对帮助孩子坚持正规治疗、合理安排孩子的生活学习等至关重要。

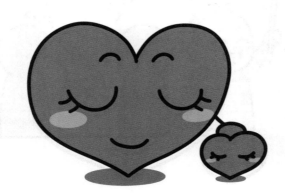

Q70　癫痫患儿容易出现哪些心理和情绪的问题？

　　癫痫患儿容易合并心理和情绪的问题。一方面，由于癫痫本身可以给患儿带来较大的心理压力，如果癫痫控制不佳，反复发作，会严重影响生活质量。另一方面，癫痫有可能共患精神心理障碍或者疾病。常见的精神心理问题包括抑郁、焦虑、冲动、易怒、社会退缩、缺乏自信等。从长远来看，这些精神心理异常，在某些情况下对患儿的影响甚至大于癫痫发作本身。因此，家长不应仅关注癫痫发作，还要密切关注孩子的心理及情绪的变化，出现问题后及时给予疏导和解决，必要的时候寻求专业的帮助。

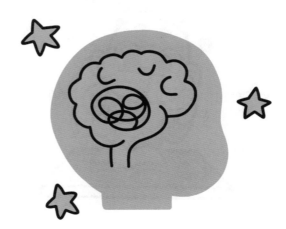

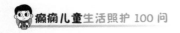
Q71 癫痫患儿可能出现哪些行为问题？

癫痫患儿可能会伴随多种行为问题，包括①生物功能行为：如睡眠障碍，表现为夜惊、梦魇、梦游。②运动行为：如多动，表现为活动过度、超过其年龄应有的水平、坐不住、爱登高爬低、翻箱倒柜、难以安静地做事，以及上课坐不住、在座位上扭来扭去、小动作多。③社会行为：如不计后果的冲动行为、经常打扰别人或者打断别人的谈话、难以管教、鲁莽中给他人或自己带来伤害、攻击行为、对立违抗行为，甚至吸毒、犯罪。④性格行为：如社会退缩、交往不良、胆怯、易怒、过分敏感。⑤其他：如语言障碍。

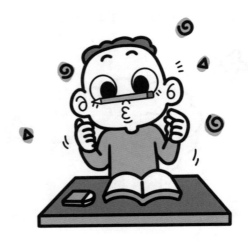

Q72 患儿的哪些变化需要家长留心观察并及时和医生沟通？

　　家长要悉心观察患儿的情绪及表现和之前是否有所不同，做到及时发现及识别。抑郁症的主要表现是情绪低落、悲观、对事情提不起兴趣、话少甚至不言语、少动甚至不动，严重时可出现自残或者自杀的想法及行为。焦虑症的主要表现是经常性或持续性的紧张不安、过分担心、害怕，有时甚至可以出现心悸、多汗、肌肉紧张等自主神经功能紊乱的症状，回避社交活动，担心别人会嘲笑等，严重时也可出现自残或者自杀的想法及行为。注意缺陷多动障碍的主要表现是注意力不集中、冲动和多动。另外，家长也要观察或者在与患儿的沟通中关注这些异常表现背后可能存在的原因，了解其切实困难，及时和医生沟通。

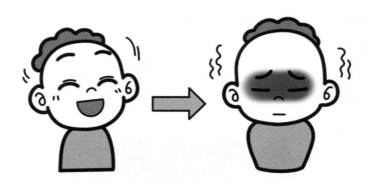

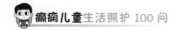

073 如果患儿注意力不集中、多动怎么办？

癫痫患儿共患注意力不集中、多动是一个常见的现象。患儿可能表现为注意力不集中（不能专心听课、不能按时完成作业等）、多动（违反课堂纪律等）、冲动（攻击行为、对抗不服从等）。除了癫痫本身的影响外，注意力不集中及多动症状会进一步影响患儿的心理健康、受教育水平、社交功能等，严重者可影响患儿及其家庭的生活质量。如果存在癫痫共患注意缺陷多动障碍的问题，首先要积极控制癫痫发作，尽可能优化抗癫痫发作治疗，争取更好地控制发作，尽量减少药物之间的相互作用及药物的精神行为不良反应，在可能的情况下，更换成对认知及行为影响更小的药物。如果注意力不集中及多动症状不严重，则可采用行为干预的方法，如果干预失败或者症状加重，可以在抗癫痫发作治疗的基础上，加用治疗注意缺陷多动障碍的药物治疗。注意缺陷多动障碍的药物治疗需要在专科医生指导下进行，并且需要医生、家长、教师和孩子的共同参与。

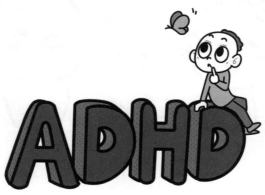

Q74 患儿郁郁寡欢怎么办?

有些患儿在确诊为癫痫后会出现郁郁寡欢的情绪,对事情提不起兴趣。这在一些年长患儿身上更为常见。这个时候我们要警惕患儿患了抑郁症。癫痫共患抑郁症者,较为常见。及时地识别出抑郁情绪非常重要。如果怀疑患儿出现了抑郁情绪,应当及时地向儿童神经或者儿童精神科医师寻求帮助。对于抑郁情绪较轻的患儿,需要进行及时的心理疏导和心理治疗。对于抑郁情绪较重的患儿,可加用抗抑郁药物治疗。需要强调的是,如果患儿有自杀的想法或者意图,应当被紧急转诊给儿童精神科医生进行检查及治疗,必要的时候需要入住精神科病房进行系统治疗。

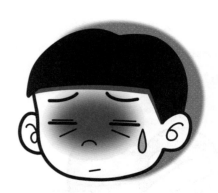

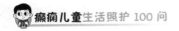

○75 如何及时发现和处理患儿的焦虑心理？

焦虑是癫痫最常见的共患病之一。焦虑严重降低了癫痫患儿的生活质量，也是癫痫患儿自杀率增高的重要原因。癫痫伴焦虑可表现为经常性或持续性的紧张不安、过分担心、害怕，有时甚至可以出现心悸、多汗、肌肉紧张等自主神经功能紊乱的症状，回避社交活动，担心别人会嘲笑等。治疗方面，首先要了解患儿焦虑的原因，对于因为对疾病有误解而造成焦虑者，可通过学习医学科普知识来让患儿正确认识癫痫，学习及摸索一些与疾病共存的策略。其次，要尽最大可能地控制癫痫发作。对于焦虑症状轻或者不适合口服抗焦虑药物的患儿，可以先尝试心理治疗。而对于焦虑症状重、病程久、伴有物质滥用等的患儿，则建议心理治疗与药物治疗联合使用。需要强调的是，如果患儿有自杀的想法或者意图，应当被紧急转诊给精神科医生进行检查及治疗，必要的时候需要入住精神科病房进行系统治疗。

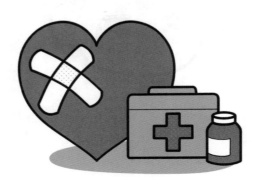

076 如何及时发现和帮助患儿克服病耻感?

　　病耻感,是患儿所表现的一种负性情绪体现,可以将病耻感简单理解为患儿对自己的疾病感到羞耻,并认为自己的疾病是一种不正常的状态。病耻感可以表现为自卑,陷入痛苦之中,不愿与人过多交流,影响日常生活及学习,不利于心理健康。部分患儿甚至会出现讳疾忌医的情况,影响疾病治疗。家长应与患儿多沟通交流,注意观察患儿的心理状态,在班级群体中与他人相处的状态、性格脾气等。如果患儿逐渐出现不合群、孤立于群体等情况,则可能是由于对自己所患疾病感到自卑导致不愿与他人交流;还可能表现为性格改变、脾气暴躁,不愿谈及自己的疾病、谈“病”色变,甚至出现故意漏服药物、不愿到医院就诊等情况,应及时与患儿沟通、耐心引导,必要时寻求医生的专业指导。

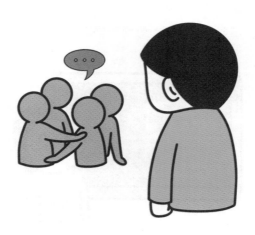

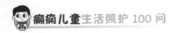

Q77 如何给患儿解释癫痫病？如何帮助患儿树立战胜疾病的信心？

　　家长自己对癫痫要有科学、全面的认识，既不能轻视疾病，也不要过度焦虑，既要有信心，也要有耐心。对于年长患儿，建议不要隐瞒病情，因为随着年龄增长，患儿接触的外界事物越来越多，可能会从网络等其他渠道获取不正确的信息，产生不必要的恐惧和担心。家长可以在医生的指导下正面给患儿解释，大多数服用抗癫痫发作药物 2 年以上无发作且脑电图恢复正常的患儿可考虑减药和停药，大多数患儿不需要终身服药；大多数癫痫患儿在得到及时有效的治疗后，可以正常上学、生活，可以像正常孩子一样优秀甚至更优秀。家长应保持足够耐心与患儿交流沟通，引导患儿正确认识癫痫，教育他们当有发作先兆症状时应及时求助，并尽快采取合适的避险方法，比如就近找安全地方坐下。尽可能把患儿当作健康的孩子来对待。不要因为诊断为癫痫而放松对学业、性格等方面的管

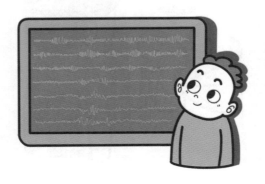

教和要求，否则最后的结局可能不是毁在疾病本身，而是由于家长疏于管教导致患儿一事无成。其实只要家长有信心，孩子就会有信心，即使是癫痫患儿，培养正确的人生观和价值观、良好的行为规范也是非常必需和重要的！家长也可以用一些实际的获得良好预后的癫痫患儿案例激励孩子，从而帮助他们树立战胜疾病的信心。

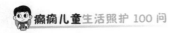

Q78 癫痫患儿需要特殊营养吗？有哪些忌口吗？

癫痫患儿无需特殊营养，不需要特殊饮食及忌口，和其他孩子一样地采用合理膳食及均衡营养即可（生酮饮食治疗的患儿除外），也就是说凡是适合健康孩子的饮食，都适合癫痫患儿。有些传言，包括不能吃羊肉、不能吃辛辣食物、不能吃过于酸的食物、不能吃巧克力等均缺乏科学研究证据，只有酒精摄入会增加孩子癫痫发作的风险，做菜时少量的料酒也不属于禁忌。科学研究表明，癫痫患儿不宜喝浓茶及咖啡等咖啡因含量过高的饮料，但是正常儿童也不应该服用；暴饮暴食及一次性饮水过度可能会增加癫痫发作的风险。

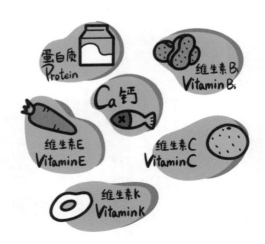

Q79 癫痫会影响睡眠吗？如何及时发现睡眠问题？

　　癫痫与睡眠互相影响，癫痫发作会干扰睡眠结构，睡眠问题也可能加重癫痫发作。睡眠问题在癫痫患儿中常见，主要表现为入睡困难、夜醒、日间嗜睡、异态睡眠、阻塞性睡眠呼吸暂停等。癫痫控制良好可提高睡眠质量，睡眠改善有利于控制癫痫发作。平常养成良好的睡眠卫生习惯，包括固定的作息及适当的日间运动，避免晚餐过晚或者过于油腻不好消化，入睡前2小时内都不应该进行剧烈的运动、看紧张刺激的电视和玩激烈的游戏等。安静、黑暗和温度适宜的睡眠环境可能对癫痫患儿有益。对睡眠习惯不良的患儿，可采取行为干预来减少睡眠问题，如规律的就寝时间、减少睡前看电子屏幕的时间、优化睡眠环境、避免睡前剧烈活动及保持日间合理的睡眠时间、入睡前排尿。

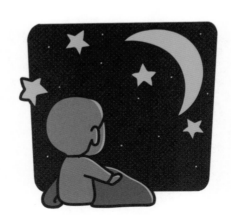

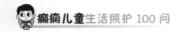

　　若出现如下情况，需警惕患儿可能存在睡眠问题，需及时就医处理：①白天精神状态不好，情绪不稳定，经常打盹，提示睡眠不好。②观察孩子在正常情况下，能否在半小时内入睡。若长时间不能入睡，提示患儿有入睡困难问题。③若患儿周围很轻的声音刺激，就很容易将其吵醒，也需警惕睡眠障碍相关问题。

Q80 癫痫患儿可以参加哪些运动？ 不能参加哪些运动？

国际抗癫痫联盟（ILAE）运动和癫痫工作组编写了一份共识文件，根据在癫痫发作时的潜在受伤或死亡风险，将运动分为三组：第1组，没有显著额外风险的运动；第2组，有中度风险的运动；第3组，有重大风险的运动。第1组包括：保龄球、大多数集体接触运动（柔道、摔跤等）、地面集体运动（棒球、篮球、板球、曲棍球、足球、橄榄球、排球等）、舞蹈、高尔夫、球拍运动（壁球、乒乓球、网球等）。第2组包括：高山滑雪、射箭、田径（撑竿跳）、可能造成严重伤害的集体接触运动（拳击、空手道等）、骑自行车、击剑、体操、骑马、冰球、滑板、滑雪、游泳、滑水、举重。第3组包括：航空、攀爬、跳水（跳台、跳板）、赛马、汽车运动、跳伞、马术、潜水、跳台滑雪、独自航行、冲浪、风帆冲浪。

癫痫患儿在参加某些体育运动之前，我们需要权衡参与活动的潜在风险及运动获益，例如在有个体化保护措施的正规游泳馆，在教练或家长的一对一陪同下，癫痫发作控制良好的患儿学习游泳是获益大于风险的，所以并不能"一刀切"完全不允许患儿游泳。需要注意的是，虽然游泳本身对于癫痫发作控制良好的患儿并不会增加癫痫发作的风险，但是一旦在游泳的过程中出现发作，而没有及时施救的话，也会增加死亡的风险，因此癫痫患儿严禁去没有救生措施的场地，以及在没有家长或者教练陪伴的情况下游泳。

癫痫患儿开展运动需要考虑的因素包括：运动类型，癫痫发作的可能性，癫痫发作的类型和严重程度，癫痫发作的诱发因素，以及家长及患儿接受某种程度风险的态度等。上述较高风险的运动需要与医生沟通能否参加。

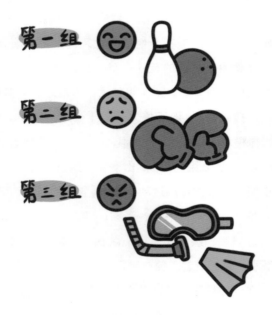

⑧1 癫痫患儿可以玩电子游戏吗？

　　对于某些患儿，比如光敏性癫痫患儿，玩电子游戏可能会诱发癫痫发作。如果患儿曾经被闪光刺激诱发癫痫发作或打电子游戏时出现癫痫发作，就应避免玩光线变化强烈、快速的电子游戏。

　　对于大多数没有光敏性癫痫的患儿，电子游戏并不是禁忌。家长还是应该像对待其他普通孩子一样，在不影响孩子学习、生活的情况下适当地玩一些电子游戏，这样并不会增加孩子癫痫发作的风险，还能让患儿享有和正常孩子一样的童年乐趣，以及增加和小伙伴们的交流合作机会。一味地禁止孩子玩所有电子游戏有可能造成患儿的自卑心理，使得患儿与同龄儿交流的机会减少，反而使他们被同龄儿孤立。

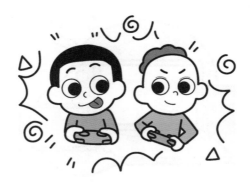

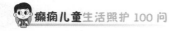
082 癫痫患儿可以使用手机、电脑／平板电脑吗？

　　大部分癫痫患儿可以像正常孩子一样地正常使用手机、电脑或平板电脑，除非患儿的癫痫发作有明确的光敏感性。但是也要注意培养孩子良好的生活习惯，避免熬夜，长时间看电子屏幕不仅损伤孩子的眼睛，也可能导致过度疲劳增加癫痫发作风险。有光敏性癫痫的患儿，尤其是曾经被闪光刺激诱发癫痫发作的患儿，应避免使用手机、电脑等电子设备中光线强度变化大，以及颜色反差强烈的快速转换（如黑白翻转）的应用／游戏软件，而对于没有上述情况的大多数教学应用软件均可以正常使用。

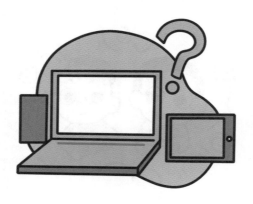

Q83 癫痫患儿可以自己独立使用厨房设备及热源做饭吗？

部分患儿癫痫发作时有肢体抖动、意识丧失的表现，即使在熟悉的环境中也可能发生意外伤害。厨房中的电器、尖锐锋利的用具及各种热源，存在大量的安全隐患，一般不允许癫痫患儿进入厨房，尤其是接触热源及可能触电的各种装置。家长应针对可能存在的安全隐患，进行评估并整改，如避免使用玻璃器皿及厨具，将其更换为食品安全级的塑料制品；厨房刀具、危险电器摆放在患儿不易接触的、安全的地方；检查家中是否有裸露的电线，给插座安装安全塞；定期检修家庭安全自动切断保护器；避免患儿使用各种热源，避免给他们烫手的水、食物等。如患儿发作频繁且能理解指令，应告知他们避免接近及使用这些电器、刀具、热源；如不可避免，在他们使用时应有监护人在身旁，必要时佩戴护具。

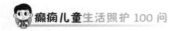

Q84 癫痫患儿可以打疫苗吗？
需要注意什么？

癫痫患儿并不是接种疫苗的禁忌人群！家长应咨询专科医生，根据癫痫病史、用药、发作情况等进行评估，并告知医生此前接种疫苗后出现的异常反应，告知正在服用的其他药物如免疫抑制剂。6 个月及以上无发作的癫痫患者（癫痫已控制），无论是否服用抗癫痫发作药，都可以接种所有疫苗。有癫痫家族史者可以接种疫苗。如果 6 个月内仍有癫痫发作，或存在一些严重的神经变性或者进行性加重的神经系统疾病等，或既往疫苗接种后出现异常反应的患者，建议延缓接种。一些热敏感性的癫痫综合征，如婴儿严重肌阵挛癫痫（Dravet syndrome，德拉韦综合征），接种疫苗后可能由

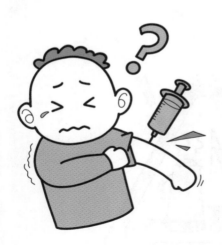

于发热出现发作，但这样的发作并不会影响癫痫远期预后，因而也不是疫苗接种的禁忌证。这些特殊癫痫类型的若接种疫苗后患儿出现发热，可应用安定类药物预防发作、延长接种疫苗后的观察时间，如出现发作应及时就医、止惊。

Q85　癫痫患儿可以喝可乐、咖啡吗？能喝酒吗？

　　研究表明酒精能明显降低癫痫发作阈值，也就是增加癫痫发作的风险，因此所有癫痫患者都不能饮酒或者饮用含酒精饮品，但是做饭时加入的少量料酒并不是禁忌。可乐及咖啡、茶等含咖啡因饮料，如果大量或者高浓度饮用可能增加癫痫发作风险，也应尽量避免饮用，尤其是不能大量或者高浓度饮用。

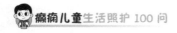

Q36 如何帮助癫痫患儿养成好的生活习惯和服药习惯？

养成良好的生活习惯和规律对癫痫患儿很重要，简单说就是按照健康孩子应该遵守的生活方式和规律来要求癫痫患儿，没有额外的要求。当然，不良的生活习惯对癫痫患儿带来的不良影响要大于普通孩子。如果发现癫痫患儿有某些特定的诱发因素，例如部分癫痫类型具有光敏感性、热敏感性，患儿就应该在生活中注意规避这些危险诱因。但是，也要注意没有科学依据的泛化、扩大诱因种类，对生活造成的不良影响，增加不必要的焦虑情绪和对患儿的过度限制，这样反而影响他们的身心健康发育。

药物治疗作为控制癫痫发作的重要手段之一，是大部分患儿治疗癫痫的首选方案，且服药的正确与否直接影响到药物治疗效果，因此对于年长患儿，需要给他们说明按时、按量服用药物的重要性，鼓励其做好自我管理，规律服药，并对药物做好保管及药品数量核对，有条件的话，应该尽可能看着患儿把药完全吞咽下去，因为个别青春期的患儿反感服药，甚至把药含在嘴里不咽下，出门再吐掉；对于年幼患儿，家长可以尽量选用口服液体剂型，同时做好用药记录和提醒。癫痫患儿服药还需要注意以下几个方面：①有些家长会觉得药片太大难以下咽，而自作主张地将药片掰碎或直接用水溶解给孩子服用。但有些药片有缓释、控释等标志，破坏其完整性可能会导致缓释、控释等优点的丧失。例如，原本需要服用 1 次的药物，需要改成 2 次服用，如果忽视了这种变化，没有及时改成 2 次服用，可能造成血药浓度不稳定，影响疗效。这种情况可以咨询专业医生，是否有相应的口服液剂型。②规律服药对于药物发挥稳定作用十分重要，规律服药是为了使药物在体内达到稳定的血药浓度，减少发作风险。服药的频次是根据药物的半衰期而制订的，根据半衰期的长短可分为 1 天 3 次、1 天 2 次或 1 天 1 次，均需遵医嘱执行，家长不能自行更改服药频次。③突然停药、减药、漏服药及不当的药物调整，可能诱发癫痫发作，发作加重甚至出现癫痫持续状态，因此癫痫患儿应该坚持规律服药，如出现药物漏服，应及时补服药物。举例来说，如果是 1 日 2 次服用的药物，中午以前发现漏服了早晨的药物，则需要及时补服，如果已经是下午才发现早晨的药物没有服用，则应该将晚上的药量提前和早晨的药量一起（也就是全天的药量）及时服用，晚上则不再服用。但是也要注意不要矫枉过正，服药时间并不需要精确到小时甚至分钟，比如早晨的药物，对于年长患儿可以在上学前服用，对于年幼患儿则可以等到孩子自然睡醒后服用，不用必须每天完全精确到小时甚至分钟的

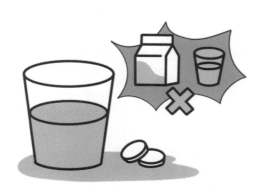

同一个时间点服用。晚上的服药时间也是一样的道理，因为人体是一个复杂的生物体，相隔时间不远的药物服用，其血药浓度的变化并不会有大幅度改变，而且有效的血药浓度也是一个范围，不是一条严格的浓度线，只要基本规律的间隔服用就不会明显影响血药浓度和疗效。过于严格地控制服药时间，不仅会增加父母和孩子的焦虑情绪，而且有时会明显干扰孩子的正常生活和活动。

Q87　如何发现和防止患儿故意不服抗癫痫发作药？

　　家长需正面详细地解释癫痫及规律服药的重要性，帮助患儿对癫痫和服药建立正确的认识，并从心里愿意坚持规律服药。对于不配合的患儿，家长需要监督他们服用抗癫痫发作药，比如当着家长的面服药，甚至要看着患儿完全把药咽下。一般来说，抗癫痫发作药的服药方式是 1 日 2 次，可以安排孩子在家中早晚服药，有助于家长监督，也能避免在公众场合服药，保护患儿的自尊心。若采用的是患儿自主服药的方式，当出现病情加重或反复时，需警惕不规律服药导致的病情波动，要及时就医、检测血药浓度。

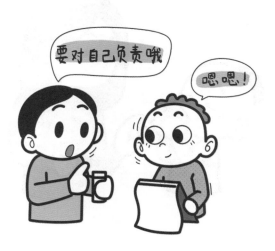

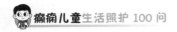

Q88 家长如何保障患儿的服药安全？服药及保管药物需要注意什么？

家长需详细地告知孩子服药的方式和剂量，最好在家长的监督下准确服用药物，即使对于自主服药的年长患儿（例如寄宿在学校的患儿）也不要 1 次给很多药品，最多 1 次给 1 周的剂量，并且要及时检查药物使用情况。抗癫痫发作药最好放在孩子不易触及的地方，比如柜子高处、带锁的抽屉里，并且要经常清点所存药物，严防患儿出现过量服用或者误服药物。

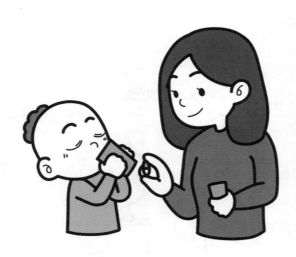

第六篇

不同年龄段癫痫患儿的特殊注意事项

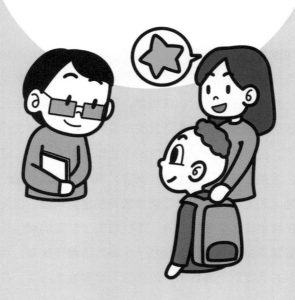

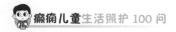

089 婴幼儿阶段癫痫患儿家庭护理的要点有哪些？

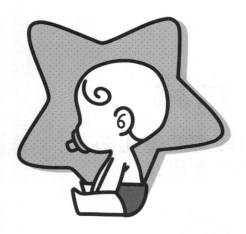

对于婴幼儿阶段癫痫患儿的护理应注意以下 4 个方面。第一，癫痫发作时的护理，一旦患儿出现癫痫发作，不要慌张，要沉着冷静，将孩子平卧，头偏向一侧，解开患儿的衣领及裤带，尽量清除口腔内容物，保持呼吸道通畅，避免向患儿口腔内塞入毛巾、筷子、勺子等物件，避免堵塞呼吸道或者造成异物吸入，不要过于担心舌咬伤，因为癫痫发作导致的舌咬伤一般不严重，可以很快恢复，不会出现咬舌导致死亡；不要强行按压患儿的身体，以免导致脱臼或骨折；若癫痫发作持续发作时间较长，应尽快就近送至医院给予止惊等对症治疗，避免癫痫持续状态的发生。第二，避免意外伤害，婴幼儿阶段是意外伤害最高发的时期，而癫痫发作有可能增加意外伤害的风险，因此这个阶段患儿的日常护理，主要是营造一个比较安全舒适的居住环境，包括家里做好家具的防撞措施及地板／地砖的防滑措施等，需要专人看护患儿，并且逐渐培养好患儿的作息习惯和饮食习惯，在医生的指导下遵医嘱服药。第三，关注孩子的正常生长和发育，包括身高和体重增长情况及发育里程碑是否按时达到（比如会走、会说话、会上下楼及会表示需要大小便等）。第四，做好患儿的服药及药品管理，既要规律、准确服用，又要特别防止误服及过量服用药物。

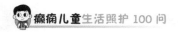

❓90 婴幼儿阶段癫痫患儿的病情如何去观察和记录？

对于婴幼儿阶段患儿，需要观察和记录病情并进行癫痫日记的制作，具体内容包括两个方面。第一，记录发作的情况，发作之前有什么先兆症状、诱因和刺激因素（如发热、闪光刺激）；发作时的症状，包括眼神变化（凝视、上翻或向一侧斜）、眼睑有无眨动、颜面部和口唇的颜色有无发绀、口唇有无抖动或咀嚼样动作、头眼是否向某一侧偏转（一定要记录是哪一侧）、肢体是否僵硬或发软、肢体的具体动作有无节律性抖动、发作时两侧肢体是否对称（如果存在不对称，一定要记录发作是从哪一侧开始的）、有无大小便失禁、有无伴随呕吐等；发作结束后状态是否清醒如常、是否困倦、是否存在一侧肢体无力（注意标明具体是哪一侧无力，如果是双侧就记录双侧）；以及发作持续时间和发作频率。在确保患儿安全的情况下可以用智能手机记录发作，记录发作时尽可能打开灯，在做好保暖的情况下，尽可能先拍摄患儿的全身的表现，然后再聚焦到发作的局部，比如面部、眼睑抽搐。第二，记录服药情况，每日服药的

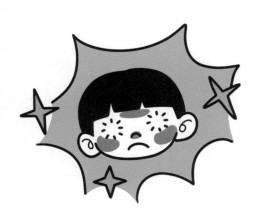

名称、剂量、服用时间，有无皮疹等不良反应。家长做好癫痫日记的记录工作，可以有助于分析患儿发作的病情和评估治疗疗效，更好地帮助到诊断和治疗。

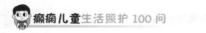
091 癫痫患儿在什么情况下可以去幼儿园？

　　癫痫患儿能否去幼儿园需要视情况而定，对于发作仍控制不佳或发作频繁的患儿，建议暂缓；对于发作完全控制或发作稀少的患儿，建议去幼儿园。幼儿园有利于孩子的社交及心理健康的成长发育，但一定要和园长及老师交代好病情及注意事项，这样有助于避免及减少意外伤害的发生，一定要遵医嘱按时用药，同时做好预防保健工作和预先熟悉癫痫发作的急救流程。保证休息，作息规律，尤其是充足和规律的睡眠。每个孩子都有获得教育的权利，所以即使孩子得了癫痫，这种权利也不应该被剥夺。

092　学龄阶段癫痫患儿的照护要点有哪些？

人具有社会性，社交活动也是生活重要的一部分。学龄儿童在校园的社交活动对于培养健康的心理及社会交往能力很重要。如果患儿癫痫发作不频繁，建议尽可能地鼓励他们参与校园生活，但是如果患儿在交友或者与人相处方面有困难，或者受到欺侮，一定要告知能为患儿提供帮助的人，别让癫痫成为他们与人交往的障碍。家长可以多带患儿去公园及广场等公共场所，对他们的交友活动要多多支持。多邀请小朋友到家里来玩，或者当患儿想和自己的朋友一起出去玩时，家长都应该尽量创造条件予以支持，因为只有家长对患儿的交友行为表现出明确的支持态度，他们交朋友的积极性才会更加高涨，朋友才会越来越多。同时也需要教会患儿如何识别环境中的危险因素，避免一旦出现癫痫发作可能带来的意外伤害，比如不能一个人去水边或者悬崖边玩耍。

很多家长因为孩子患病，就对患儿格外的溺爱或纵容，这样容易让他们形成自私狭隘的性格。过于自私的孩子无论在什么地方都不会受到欢迎。

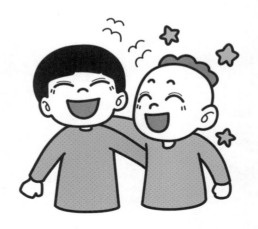

在家庭教育过程中，家长对患儿多鼓励和称赞，一定要避免对自信心

的打击，自信心能让患儿勇敢地与其他孩子坦诚交往。如果自信心受到抑制和打击，患儿就会陷入自卑和自我封闭，害怕别的孩子瞧不起自己，而不敢与其他孩子交流。

同时因为癫痫患儿的特殊性，家长可酌情在合适的情况下和社区进行沟通，告知他们自家孩子所患疾病及出现癫痫发作时该如何处理，以便孩子在社区玩耍时出现发作可以得到及时救治。如果在社区出现了发作，应及时给目击发作的其他小朋友们及其家庭科普一些癫痫的疾病常识，消除其他小朋友及其家长们对癫痫的恐惧及歧视，帮助癫痫患儿克服困难，更好地融入社会。

Q93 癫痫会对青春期发育造成影响吗？

癫痫不会对青春期发育造成不良影响，但是患有癫痫会使本来就容易出现心理问题的青春期孩子面临更大的挑战。

青春期孩子本身会经历显著的身体变化，包括大脑的成熟、内分泌及生殖系统的发育，同时心理上也会完成从孩子到一个独立承担责任的成年人的发展，在这期间还面临社交、升学等诸多挑战。正常的孩子都会面临很多的困难和不适应，而癫痫患儿，如果合并认知障碍、学习困难、注意缺陷多动障碍或者自卑、抑郁、焦虑等精神情绪问题，就会使得问题更加复杂，处理起来更加困难。即使没有合并症的癫痫患儿，也可能会因为癫痫发作产生不正确的自我评价或者社交压力。因此对于青春期的癫痫患儿，需要社会、学校和家庭给予充分的支持，最重要的是尊重他们的合理诉求，更加平等地与他们进行沟通交流，引导他们理性地处理各种问题，更好地度过青春期。另外，青春期孩子有更加丰富的文体活动，如果患儿癫痫发作控制良好，应鼓励他们参加体育活动，但一般不建议在没有监护的情况下参加游泳等水中项目，也应避免跳伞、户外攀岩这类危险系数较高的项目，因为一旦发生发作，有出现意外的风险。此外，尽可能保持规

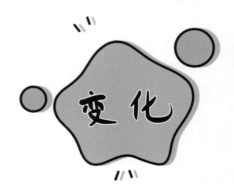

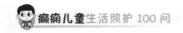

律的生活作息，保证充足的睡眠，不能饮酒。

家长还要特别注意青春期癫痫患儿出现故意漏服甚至停服药物的风险。这个年龄开始从家长提醒患儿吃药逐渐转变为患儿自己吃药，而青春期的患儿可能由于各种原因不愿意服药，可能出现偷偷停药或者直接拒绝服药的行为。所以，家长应该做好防范、监督及相关教育，和他们充分沟通，了解不愿意服药的原因，耐心地引导患儿理解服药的重要性，以及漏服、停服药可能带来的不堪承受的风险（降低疗效，甚至出现癫痫发作持续状态等重症），提高患儿自己坚持规律服药的自觉性和能力；同时和医生沟通，尽量简化服药方法，使他们能够尽量私密和方便地服药，从而增加其依从性。

但是也不要过分担心或者夸大癫痫对青春期患儿的不良影响，实际上现在已经有越来越多的癫痫患儿及其家长能够很好地面对青春期的各种困难，取得了良好的生活质量和学习成绩，考上大学甚至顶级高校的也早已不是个例。所以，无论是家长还是青春期的癫痫患儿都要树立信心，咱们共同努力，让他们更好地融入社会、成长为优秀的自己！

Q94 抗癫痫发作药对青春期发育会有影响吗？

第一，少数抗癫痫发作药可能影响生殖系统，例如丙戊酸可能引起女性患者月经不规律、闭经，多囊卵巢综合征的风险增加，因此对于青春期及育龄期女性患儿需要尽可能避免使用丙戊酸。如果因病情需要选择丙戊酸，需要在用药期间定期评估其对生殖系统的影响。第二，多种抗癫痫发作药（如丙戊酸、卡马西平）可能影响骨代谢，降低骨质沉积，而青春期患儿正处于骨骼快速发育的时期，因此容易发生骨质疏松，需要进食富含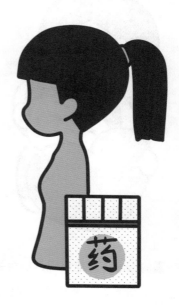钙的食物，合理补充维生素 D 及钙剂，并定期评估骨密度。第三，部分药物可能对认知或情绪有一定的影响。家长需要向医生充分了解药物的不良反应及注意事项，同时对于青春期患儿还特别需要与其充分沟通，一起做出抉择。

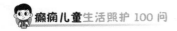

095 青春期时癫痫病情会加重或者反复吗？

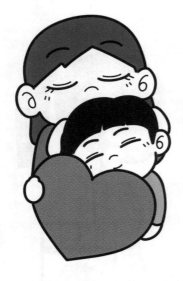

不同的癫痫类型进入青春期后的变化不同。部分年龄相关的癫痫，比如伴中央颞区棘波的自限性癫痫（既往称为儿童良性癫痫伴中央颞区棘波），进入青春期后发作可能减少或者消失。部分癫痫患儿可能出现发作形式的变化，或者癫痫综合征的变化。也可能新出现青春期特发性全面性癫痫，如青少年失神癫痫、青少年肌阵挛癫痫及仅有全面强直－阵挛发作性癫痫。部分女性患儿由于性激素的影响，可能出现月经相关的癫痫发作。

青春期时患儿的生理机制和激素分泌会发生较大变化，孩子可能会出现癫痫病情的波动，但是并不一定会持续加重。因此，在这一时期，家长应正确疏导他们的负面情绪，帮助树立战胜疾病的坚强信心，规律生活，规律服药，必要时与经治医生沟通，根据青春期遇到的问题，合理调整治疗方案。

Q96 青春期癫痫患儿需要家长注意哪些问题？

青春期癫痫患儿也会出现青春期共有的特点，就是身体已经发育到接近或者达到成人水平，所以特别希望得到成人的认可和平等相待，但是其各种能力，尤其是社会经验还不足以像成人一样独立生活，所以很容易产生情绪剧烈波动。家长需要重视下列问题，第一，青春期患儿求知欲特别强，而且希望自己来决定自己的事情，对于看病、服药也是如此，如果不理解，他们就会抵触，所以父母及医生在这个阶段，可以开始向患儿介绍病情的相关知识，包括癫痫的原因、发作的特点及预后，让他们对自己的情况有正确的了解，从而避免从其他渠道了解到关于癫痫的很多错误信息，产生过度消极的猜测和悲观情绪。第二，应该教会患儿生活规律，避免饮酒等导致癫痫发作的诱因，学着书写癫痫发作日记和用药日记，并和患儿一起讨论出现癫痫发作时的应急处理，提前做好预案可以减少他们的恐惧心理。第三，癫痫患儿同样需要自信心和自尊心，家长应该对患儿学业等各方面能力进行正确、理性的评估，不能仅根据年龄，更应该基于患儿本身的认知发育水平和自身条件，帮助他们设定合理的目标，通过达成目标感受到自己的能力，逐渐树立自信心。同时也要警惕另一种放弃，那就是让患儿不用太努力，差不多就行，这种看似对孩子好，实质上是没有信心的表现，有时候反而容易让他们产生自暴自弃的想法，真正关爱患儿是鼓励引导他们克服困难，勇敢地面对疾病，树立战胜疾病、力争上游的良好心态。癫痫控制良好的患儿是完全可以和其他同龄儿一样胜任中学生活的，正常的学习不会增加癫痫发作的风险。第四，在社交方面，如果患儿在学校出现了发作，家长要及时和老师沟通病情，寻求老师的帮助，通过在同学中普及正确的癫痫病知识，以及鼓励同学们互相帮助来达成友善的学校社交环境，帮助患儿克服对这种疾病的恐惧，以及"病耻感"，积极地投入学校生活。

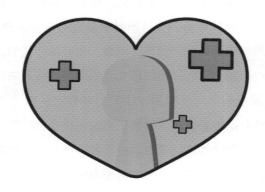

第七篇

就医及疾病管理

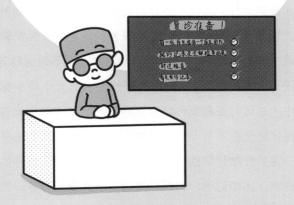

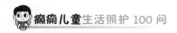

Q97 如何记录癫痫发作日志？发作的哪些信息需要记录，如何记录？

癫痫发作日志最好是用专门的记录本或表格，也可以是电子表格（存在手机或者电脑里），记录的内容既要包括每种发作的全程特点，又要包括每次发作的时间、发作的频率及发作后的状态（例如，是否有头痛、发作后睡眠的时间及是否有某一侧的肢体无力等），以及用药、药物疗效等情况。对于具体的一次发作而言，在保证安全的情况下（不会窒息、摔倒、坠床等），应该详细记录发作的具体情况，包括是否有什么原因诱发了这一次的发作（比如发烧、感染、声音和视觉的刺激、惊吓），发作是在清醒状态下还是睡眠中，眼睛和嘴的动作（眼睛是睁开的还是紧闭的，是否向某个固定的方向看，嘴角是否歪斜），面部和嘴唇的颜色（是否发青发紫），四肢是僵硬的还是放松的，是什么动作，左右是不是对称等（如不对称，应记录左右的差异），发作的时候是否有大小便失禁。同时应记录发作的总体时长和发作结束后的状态。如果条件允许，拍摄清晰、完整记录全身所有动作的视频也是很好的选择。另外，对于年长患儿一定要仔细记录他们自己的感觉，包括开始发作的时候是否有先兆症状，比如幻听、幻视、耳鸣、肢体麻木等等，发作过程中是否听到父母或者旁边的人的说话（家长如果正好在发作现场，应该呼唤孩子，或者问一些简单问题，以判断孩子是否完全意识丧失），发作后是否能够回忆出发作时的情况。对于父母观察到的，以及患儿的感受和描述，应该尽可能快速记录下来，隔时间长了容易记不清楚。同时还要规律记录用药情况，包括每日服药的名称、剂量、服用时间，有无皮疹等不良反应。良好的记录将为医生的判断和制定治疗方案提供重要的参考。

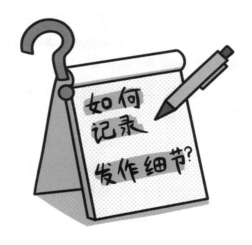

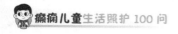

Q98 初次就诊前应该做哪些准备？

接诊时，医生先要判断孩子是不是癫痫、是什么发作形式、是什么原因导致的癫痫，除了癫痫还有其他什么问题，然后才是如何治疗。初次就诊时应携带发作的相关记录（文字或视频）、之前做过的脑电图、头颅 CT、磁共振成像等影像学结果（包括报告及胶片，一般接诊医生需要自己看这些影像片子）、血尿便常规、肝肾功能及血电解质等各种化验单，如果曾经做过基因 / 染色体检查报告、发育评估报告等，也要一并带上；如果已经开始服药，需要带上所服药物的包装盒或者包装盒照片，如果之前在其他医院就诊过或住院治疗过，当时的门诊病历及住院病历的复印件也是非常有用的资料。此外，如果孩子之前有其他的疾病（比如早产、外伤），相关的就诊记录也最好一并带上，这些都有可能帮助医生对孩子情况做出更准确的判断。

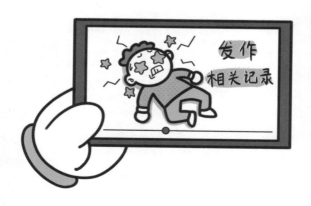

Q99　什么情况下需要复诊？复诊时需要做哪些准备？

　　癫痫是一种慢性病，需要长期而规律地复诊和随访，而复诊的频率和时间取决于孩子的病情。看病初期，因为需要较为密集地监测治疗效果或追溯新的检查结果，几周或者1个多月就要去复诊。对于病情已经进入稳定期的患儿，复诊的频率可以延长至半年甚至1年1次。建议每次就诊最后都与医生沟通好下次复诊的时间及需要进行的检查。对于没有上学的患儿，建议复诊时错开寒暑假，以免预约不上检查及复诊号。复诊时建议做好如下准备：①尽可能固定在同一位医生或同一个医生团队进行复诊随访，这有助于癫痫的长时间管理和评估。②每次复诊前，应准备好之前的就诊记录及全部检查结果、新近的检查结果、有关发作的记录（文字或视频）。③检查结果建议按照时间提前分类整理排序，这些都有助于医生回顾患儿的既往情况，特别是准备进行药物剂量调整的时候。④如果复诊的时候患儿没有同行，注意记录好患儿最新的体重（与使用药物剂量有关！）。必要时可以给患儿录一些平常的生活及活动视频，

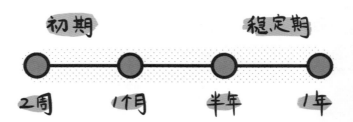

以帮助医生了解患儿的发育情况及大致的能力。⑤平常注意把遇到的问题都记录下来，就诊前在癫痫记录本或者手机上整理或者记录好想要提问的问题、此次需要开的药品、检查或者需要开具的证明，以免遗漏。

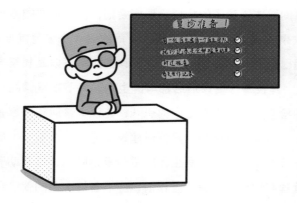

Q100 医生最希望家长观察和提供哪些信息？

　　医生希望孩子及孩子家长在就诊时提供患儿发作的相关记录（包括发作的特点，如果有发作视频更好，以及发作的频率、严重程度等），之前做过的脑电图、头颅影像学结果（包括报告及胶片）、各种化验单、基因检测报告、发育评估报告，目前正在使用的药物及剂量，以及之前在其他医院就诊或住院的复印件资料。

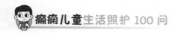

附 录

1. 癫痫日记模板

癫痫日记 – 封面

我有癫痫，如果有紧急情况请打电话联系我的家人：

如果遇到患儿出现癫痫发作时，您应当：

1. 保持冷静。

2. 将患儿侧卧或平躺头偏向一侧以防止窒息。

3. 保护患者，防止发作期间受到伤害，如发作时触碰到尖锐/坚硬物品、落水。

4. 不要按掐"人中""虎口"，不要向患儿口中塞任何东西，也不用强行撬开孩子紧闭的牙关（咬伤舌头或者颊黏膜并不是严重损伤，不会致死）。

5. 不要强行限制患者的抽搐动作。

6. 守护患者直至其发作停止，意识清醒。

7. 若癫痫发作接近/超过 5 分钟，应尽快拨打急救电话或者携患儿到附近医院就诊。

请填写癫痫日记

为了帮助您的孩子得到最好的规范治疗，医生需要了解孩子的癫痫发作频率及发作持续时间。请按以下方式详细记录癫痫日记：

1. 咨询医生明确您的孩子癫痫发作是何种类型，以及有一种还是几种类型。

2. 记录发作的详细情况及治疗情况，包括发作形式、持续时间、发作频率等，以及任何治疗变化和可能引起癫痫发作的可能诱因（如发热、漏服药物）。

3. 去医院就诊时请带上日记，以便医生了解您的孩子的发作情况。

癫痫日记 – 记录首页

孩子姓名：　　　性别：　　年龄：　　岁　　体重：　　kg

病因：

发作类型：

发作1_____，主要表现为_____。

发作2_____，主要表现为_____。

发作3_____，主要表现为_____。

发作 4_____，主要表现为_____。

癫痫综合征：_____。

共患病：_____。

目前治疗：

药物 1_____，剂量_____mg/d；药物 2_____，剂量_____mg/d；

药物 3_____，剂量_____mg/d；药物 4_____，剂量_____mg/d；

药物 5_____，剂量_____mg/d；药物 6_____，剂量_____mg/d。

迷走神经刺激参数：脉冲幅度_____mA，脉宽_____us，频率_____Hz，刺激时间_____min，间歇时间_____min。

生酮饮食比例_____：_____。

癫痫日记 – 记录续页

记录日期：20_____年_____月_____日

发作表现	发作时间（_点_分）	持续时间（分/秒）	恢复时间（分/秒）	若成串（共几串）	频次总数（次＋串）
1.					

（续表）

发作表现	发作时间 （＿点＿分）	持续时间 （分/秒）	恢复时间 （分/秒）	若成串 （共几串）	频次总数 （次＋串）
2.					
3.					

备注：（如癫痫发作次数超出记录表格数，请按照上述格式记录于空白处）

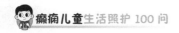

癫痫日记 – 每周总结页

周总结

1. 发作记录小结

发作类型 1：_____，____（次 / 周）；持续时间：____分钟____秒；恢复时间：____分钟____秒；

发作类型 2：_____，____（次 / 周）；持续时间：____分钟____秒；恢复时间：____分钟____秒；

发作类型 3：_____，____（次 / 周）；持续时间：____分钟____秒；恢复时间：____分钟____秒；

其他发作类型：_____

2. 药物小结：增量及减量均需记录

药物变更：名称：_____；剂量（____mg/d）；变更日期：_____

药物变更：名称：_____；剂量（____mg/d）；变更日期：_____

特殊情况：（漏服或药物被吐出），如有，请做描述：_____，日期：_____，药物名称：_____

3. 有无药物不良反应：□睡眠增多；□兴奋、易怒；□痰多；□身体软；□食欲变差；□手抖；□不出汗；□肝功能损伤；□血小板低 □低钠血症；其他请描述：_____

4. 智力、运动、情绪、社交能力有无变化：□有；□无。如果有，具体描述：_____

5. 本周是否存在其他疾病 / 特殊症状（如发热、呼吸道感染等）：若有，请描述＿＿＿＿＿＿＿＿＿＿＿＿＿＿

6. 癫痫持续状态（发作持续 30 分钟以上）：发作形式＿＿＿次数

7. 其他备注

＿＿＿＿＿＿＿＿＿＿＿＿＿＿＿＿＿＿＿＿＿＿＿＿＿＿＿＿

＿＿＿＿＿＿＿＿＿＿＿＿＿＿＿＿＿＿＿＿＿＿＿＿＿＿＿＿

2. 常用的癫痫和发育相关评估量表的简介

儿童常用的癫痫评估量表包括发育评估量表及生活质量相关评定量表，发育评估量表通常需要经有专业发育评估资质的医生进行评估，而生活质量相关评定量表相对简单，通常以父母填写问卷的形式对生活质量及癫痫对生活的影响进行评估。发育量表较为多样，不同的年龄对应不同的发育评估量表，包括《Gesell 发育诊断量表》《Griffiths 量表》《韦氏儿童智力量表（WISC）》等。生活质量相关评定量表包括《PedsQL™ 通用核心量表》《儿童癫痫生存质量父母问卷》《NHS3 癫痫严重程度量表》等。以下主要介绍生活质量相关评定量表的基本情况：

（1）PedsQL™（pediatric quality of life inventory measurement models）通用核心量表：共有 23 个项目，包括生理功能（8 个项目）、情感功能（5 个项目）、社交功能（5 个项目）和学校功能（5 个项目），分数越高代表生活质量越好。

（2）儿童癫痫生存质量父母问卷：76 个问题包括了癫痫患儿生活质量的 5 个维度，即躯体功能、认知功能、情感健康、社会功

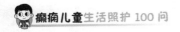

能、行为功能及普适性条目，分数越高代表患儿生活质量越高。

（3）NHS3（national hospital seizure severity scale）癫痫严重程度量表：通过对每种发作类型发作时是否伴有全身惊厥，是否摔倒，发作后恢复正常时间等问题评估患儿发作类型的严重程度，分数越高代表发作类型越严重。

参考书目

［1］包新华，姜玉武，张月华. 儿童神经病学. 3 版. 北京：人民卫生出版社，2021.

［2］Kliegman R M，Geme J W. Nelson Textbook of Pediatrics. 21th ed. Philadelphia: Elsevier, 2020.

［3］Swaiman K F，Ashwal S，Ferriero D M，et al. Swaiman's Pediatric Neurology. 6th ed. Philadelphia: Elsevier，2018.